電磁波過敏症

増補改訂版

大久保貞利 著

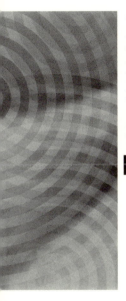

緑風出版

はじめに

「家の近くに携帯電話中継基地局が出来てから頭痛がし、夜眠れなくなった」
「パソコンで仕事をしていると、顔がほてったり吐き気がする」
「送電線のそばに行くと、頭がぼーっとなり、一時的な記憶喪失状態になる」
「電気製品にスイッチを入れると、筋肉や関節に痛みが走る」
「携帯電話を使うと頭痛がする」

こうした悩みや相談が私のところに頻繁に舞い込んでくる。

電磁波が原因で身体の様々な部位に異変が生じ、頭痛・吐き気・疲労感・目まい・動悸《どうき》・皮膚障害・不眠、等々の症状で苦しんでいる人たちが確実に増えている。この現代病を「電磁波過敏症」という。

新しい病気が社会に認知されるには時間がかかる。ましてや電磁波は、目に見えないし、臭いはしないし、ふつうの人には感じられないため、「電磁波が原因の病気」と言われても人々が戸惑うのは無理もない。医療の専門家である医師からしてこの現代病に対する知識・認識がほとんどないため、「ノイローゼ」「更年期障害」「気のせい」「ストレスからくる心身症」等と片付け、患者の訴えに真剣に耳を貸そうとしない。

だが電磁波過敏症は現実に存在する。

国連機関であるＷＨＯ（世界保健機関）内に一九九六年から「国際ＥＭＦ（電磁波）プロジェクト」が設置されている。そこで次のような報告がなされている。

「二〇〇四年一〇月二五日~二七日の三日間、チェコのプラハで『電磁波過敏症ワークショップ』が開催された。電磁波に敏感に反応することを『電磁波過敏症』(Electromagnetic Hypersensitivity)、またはＥＨＳと一般的に言う。症状は、頭痛・疲労・ストレス・睡眠障害・皮膚障害（皮膚がちりちりする、皮膚が焼けるように感じる、発疹など）・筋肉の痛みや鈍痛、などである。電磁波過敏症の人にとっては、電磁波過敏症状が出ると何も手がつかなくなるほど深刻な問題だが、症状を引き起こす電磁波レベルはふつうの人にはなんにも感じない程度の低さでしかない」

「電磁波過敏症は特定の症状がなく、人によって症状の出方が様々に違うことに特徴がある。症状はたしかに実在する。しかし症状を引き起こす電磁波レベルや症状の出方は人によってまちまちである」（二〇〇五年六月一三日〜一四日、スイス・ジュネーブで開催されたWHO国際EMFプロジェクトIAC第十回総会報告より）。

また、二〇〇三年までWHO事務局長だった元ノルウェー首相のグロ・ハーレム・ブルントラント氏が電磁波過敏症であることは北欧ではよく知られている。彼女は小児科医であり、電磁波過敏症がたんなる「気のせい」でないことを自身で立証している。

WHOが正式議題として電磁波過敏症を取り上げるにはそれなりの理由がある。電気の発達で送電線や配電線がはびこり、家庭内でも電気製品が所狭しと置かれ、人々の電磁波被曝量はここ数十年で飛躍的に増えている。また昨今の携帯電話の爆発的普及で、携帯電話と基地局からのマイクロ波被曝量も劇的に増えている。最近では電力消費計がスマートメーターに交換されることで、電磁波被曝による健康被害の訴えが多い。そして一方で、食生活の変化や化学物質の氾濫、あるいは社会的ストレスの増大で、現代人の免疫力は異常をきたし、抵抗力は明らかに低下している。厚生労働省の報告で、国民の約三五％がアレルギー様の症状を訴えている、としている事実を見過ごしてはならない。「電磁波は二一世紀の公害」「電磁波は第二のアスベスト」と言われて久しいが、このまま野放図に電磁波が社会にはびこるのを放置すれば、電磁波過敏症患者は激増するであろう。WHOが漠とした不安に駆られ「電磁波のための予防方策フレームワーク」づくりに乗り出しているのは、そうした社会的背景をにらんでのことといえよう。

「後の祭り」と後悔しないためにも、私たちは電磁波過敏症に正面から立ち向かうべき時期に来ているのではないだろうか。

この本の初版は二〇〇五年一二月発行だが、その後の情報を含めた増補改訂版を今回提供する。

目次

電磁波過敏症【増補改訂版】

終章 最近の電磁波事情概説・221

第1章

電磁波過敏症の実態

電磁波過敏症——日本ではまだ耳慣れないこの現代病は、医者でさえあまり理解がすすんでいない。しかし電磁波を浴びると頭痛・動悸・吐き気・めまい・疲労感・皮膚がぴりぴりする・一時的記憶喪失・眠れない・筋肉や関節が痛い、と様々な症状を訴える人が急激にふえている。

同じような病気として化学物質過敏症がある。日本では国（厚生労働省）が認めないと病気扱いにならない。化学物質過敏症については、二〇〇九年一〇月一日から厚生労働省は、カルテや診療報酬明細書（レセプト）に記載するための「病名リスト」に「化学物質過敏症」を登録し、一定の前進とはなったが、電磁波過敏症については相変わらず放置されたままである。

電磁波過敏症と化学物質過敏症の症状は酷似している。人間の身体には解毒機構や免疫機構が備わっており、自律神経機能と連携して体内に入りこんでくる異物に反応し、異物を排除したり、闘ったりして身体内の「恒常性の維持(注)」を保とうとする。その異物がかびやほこり、バクテリアやウイルスのような「生物学的」な要因もあるだろうし、食品添加物や農薬や重金属などの「化学物質」の場合もあるだろう。電磁波の場合は「物理的」要因の範ちゅうに入る。

いずれにしても、ある異物が及ぼす影響がその人の持つ身体適応能力を超えた時、いろいろな症状が出る。目や鼻や耳や皮膚など身体の表面に症状が出る場合もあれば、呼吸器や消化器や神経や内分泌などの身体内に症状が出る場合もある。症状は常にその人の弱い部分に出やすい。

化学物質に反応する症状が化学物質過敏症であり、電磁波に反応する症状が電磁波過敏症である。ごく微量の化学物質や電磁波に反応する体質の人は、同時に光や音にも敏感に反応するケースが多い。症状が酷似したり、併発するケースが多いのはそうした理由による。

大量の化学物質や電磁波を被曝したことが原因でさまざまな症状が出たのであれば、因果関係も特定しやすいが、一度、その人の許容量（トータル・ボディ・ロードという＝第２章で説明する）を超えると、ふつうの人では反応しないごく微量でも激しく症状が出るのが過敏症の特徴だ。そのため「何が原因なのか」「どうして体調が悪くなるのか」が、まわりの人に理解されにくいのがこの病気の困る点だ。

医者に診てもらっても「気のせいです」「ストレスがたまっているのではないか」と扱われ、精神科や心療内科に回され、見当ちがいの抗うつ剤をあてがわれ、かえって症状が悪

(注) 周りの環境が変化しても体内の状態を一定に保とうとする機能。ホメオスタシスという。

化してしまうというケースが少なくない。

医者ですらそうなのだから家族や友人もこの病気を理解しにくい。本人の訴えを聞かずノイローゼ扱いし、本人を絶望の淵に追い詰め、本当にノイローゼ状態に陥らせてしまう悲劇がいくつも起こっている。

はじめに、電磁波が原因で苦しんでいる実例を三つ紹介する。

一　電磁波から逃れて人里離れた地に住む

最初に登場するのは北海道上士幌《かみしほろ》町に夫と子供の三人で暮らす木村啓子さん。四四歳の主婦である。

国内有数の畑作地帯でありかつ酪農地帯である北海道十勝地方。その中心が人口一七万人の帯広市である。帯広空港に向けて着陸態勢に入った機窓から望む十勝平野は広大で、きれいに産物ごとに区画された畑はヨーロッパの豊かな田園風景を思わせる。帯広市は碁盤の目のようにタテヨコに広い道路が走り、これまたごみごみとした日本の都市とは異質である。

近代的なJR帯広駅前から、一時間ないし二時間半の間隔で出る糠平《ぬかびら》温泉行きの十勝バ

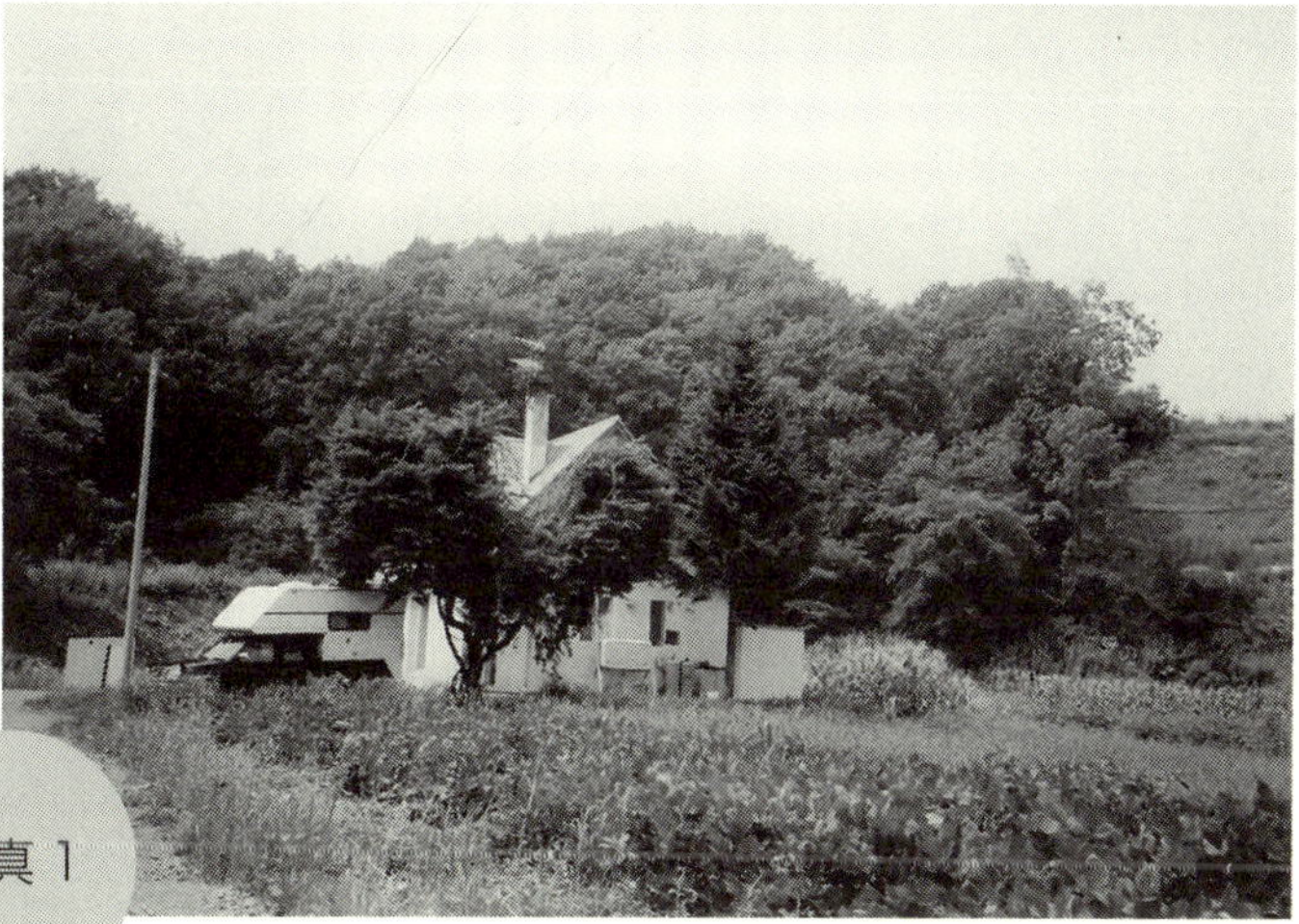

写真1
木村啓子さんの家とその周辺

スに約一時間ほど揺られ、上士幌高校前バス停で降り、木村さんと落ち合った。周囲に店らしきものはない。そこから木村さんの車で七〜八分行ったところに彼女の家はあった。家の周りには、少し離れたところに一軒家があるだけで、そこはまさに〝人里離れた〟地だ。家の後背は小丘になっており、電気は引いてあるがトイレは水洗ではない（写真1）。「谷間というか、ガケなどで囲まれた所は携帯電話の電磁波が届きにくいので安全なんです」と木村さんは説明した。住んでいる家は築五〇年近いが、一〇年前に内装を施したため見た目には築年数ほどの古さは感じない。中は八畳、六畳、六畳の三部屋に約四畳の台所の平屋だ。サンタクロースの来そうな煙突がかわいらしい（写真2）。

夫は公務員で、家から職場まで車で約一時間かかる。子供は男の子で小学校二年生だ。この家に二〇〇二年一一月から住み始め、私が訪れた時は約三年が経っていた。木村さんは表情も明るく、外見からは電磁波過敏症かどうかはわからない。だが話を聞くうちに言葉では言いつくせない苦悶の日々があったことがわかった。

発症は突然だった

電磁波過敏症の症状は突然出た。

二〇〇〇年一一月、一家は帯広市に隣接する音更《おとふけ》町の公務員アパートに住んでいた。夜の一二時頃、寝ている時、急に全身がビリビリと痛み始め、腹が異常に動き、異和感で目が覚め、何度もトイレに駆けこんだ。ひどい吐き気と下痢が続くがしばらくするとラクになる。だがすぐまた痛くなる。こうした状態が約四時間も続き、朝方になって痛みに規則性があることに気づいた。ベッドのある寝室の壁を隔てたすぐ向こう側に冷蔵庫が置いてあるが、冷蔵庫の冷却モーターの動きと身体の痛みが連動しているのだ。

音更町の公務員アパート周辺は、上士幌町の現在の家に比べるとずっと町らしいところだ。冷却モーターと身体の異変の連動性に気づいた木村さんはベッドを冷蔵庫から遠ざけてみた。そしたらラクになった。「私は電磁波過敏症なんだ」とその時初めて気づいた。

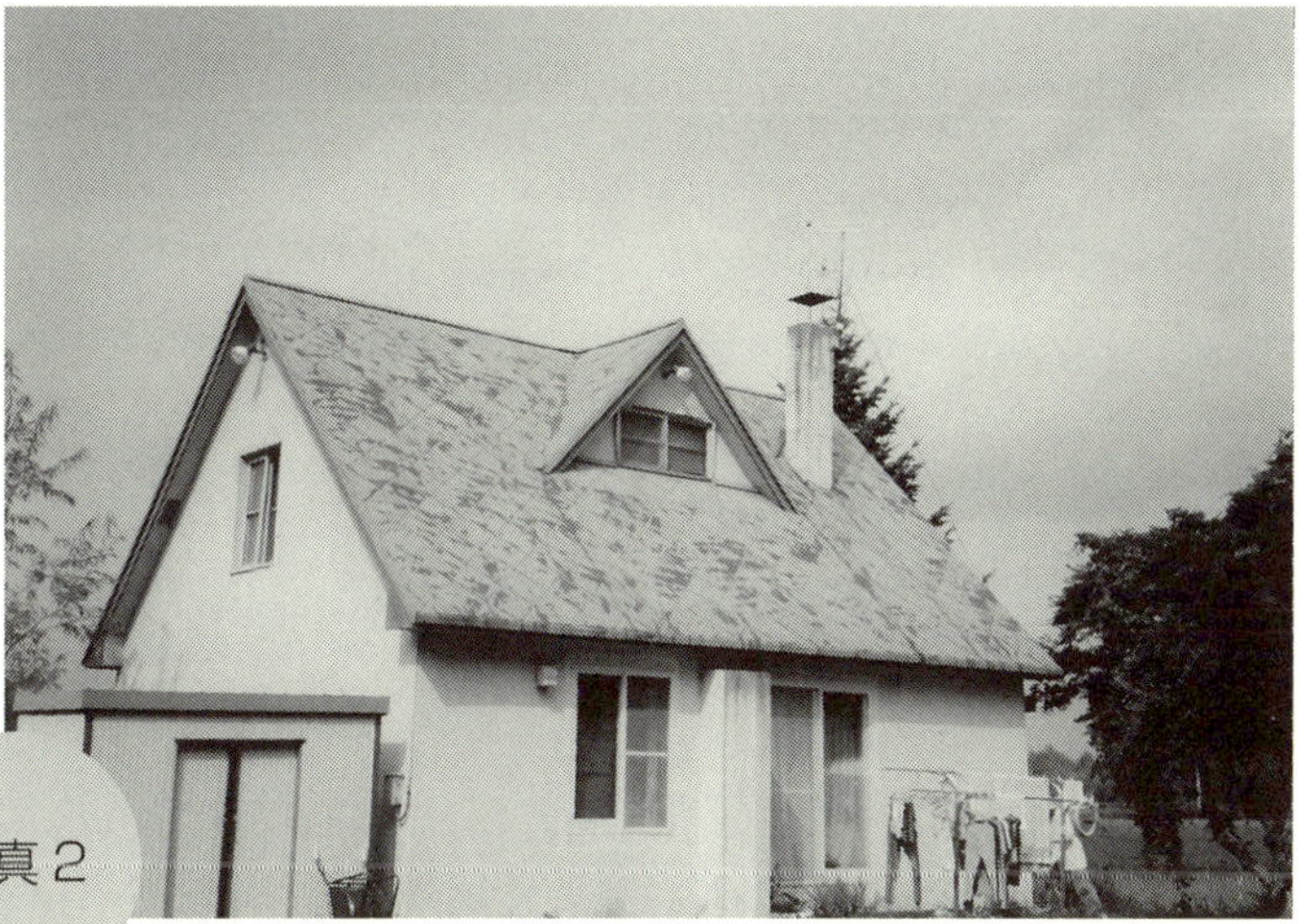

写真２

のどかでおとぎ話に出てくるような木村さんの家

ふつうの人は電磁波過敏症という言葉すら知らない。木村さんが自分は電磁波過敏症なんだと考えたのには理由《わけ》がある。木村さんは元々アレルギー体質で、かつ二九歳までフルタイムの看護師をしていたので職業柄、医療知識を身につけている。さらに妊娠出産時に化学物質過敏症のひどい症状があらわれた。

化学物質過敏症は、化学物質を体内に取りこむことで、目・鼻・耳・皮膚・呼吸器・循環器・消化器・神経・内分泌等々、身体の広範囲に頭痛・疲労感・下痢・吐き気・せき・くしゃみ・不整脈・湿疹・筋肉痛・関節痛・むくみ・手足のふるえ・思考力低下といったさまざまな症状があらわれる病気だ。電磁波過敏症と酷似した症状だが、電磁波過敏症より社会的には知られている。木村さんは化学物質過敏症であったため電磁波過敏症の知識ももっていたのだ。

その日は寝床を冷蔵庫から一番離れた部屋に移したことで激しい症状はどうにか収まった。だが一睡もできなかった。

翌日、以前から知り合いであった環境問題に理解のある建築家と連絡をとった。その建築家は自分自身が化学物質過敏症と電磁波過敏症を同時に発症した経験のもち主で、過敏症に関する様々な知識や対策を実践していた。その建築家が「家電製品はそんなに電磁波は強くない。原因としてもっと何かあるはずだ」とアドバイスしてくれた。

考えてみると約一年前に携帯電話中継塔が住んでいるアパートの二階から五メートル程の場所に建ったことを思いつき、そのことを告げるとその建築家は「それが原因だ。すぐに逃げたほうがいい」と言う。

そう急に言われても当時子供は三歳になったばかりで子育てが大変な時期である。転居などすぐにできないので、とりあえず家中にアルミ箔（高周波電磁波対策には、アルミ箔はいいというので）を張ったりするなど応急対策を施した。ほかにもアレルギーの医者に三日連続で診察を受けたり、とにかく思いつく範囲でできる限りのことをした。だが症状はどんどん悪くなるばかりだった。

発症から一カ月程経った二〇〇〇年一二月には、家の中のすべての電気製品の電磁波に身体が反応するようになり、二カ月後にはテレビは五メートル離れても頭痛と全身がビリビリ感じ、見ることはできなくなった。換気扇や蛍光灯も近づくと頭痛、吐き気、目がくるくる回る、心臓のあたりが痛くなる、息ができない、せきが出る、といった症状が出た。

孫悟空の輪

最も辛いのは眠れないことだ。眠気も疲労も強いのに頭が〝孫悟空の輪〟で締めつけられるような痛みが不規則的に襲い、夜は一睡もできない。食欲もなくなり体重は七～八キロ減り、気力も体力も弱まり、夫に泣いて転居したいと訴えた。

はじめ夫は「電磁波に反応する状態」が理解できず、木村さんは育児疲れか精神的なものが原因で苦しんでいるのだと思っていた。しかしあることがきっかけで電磁波過敏症を理解し始めた。木村さんは車の免許をもっており以前は運転していたが、電磁波過敏症が悪化し、エンジンをかけるだけで頭が痛くなるので運転はできなくなった。そのため夫が仕事を終えてから夫の運転で転居のための家さがしをした。

ある時、暗い夜道を走っていたら木村さんはだんだん頭痛や胸が苦しくなる症状に陥り、息も絶え絶えの状態になった。「もう苦しくてこれ以上は無理。帰ろう」と木村さんが夫に訴えた。その場所は、高圧送電線鉄塔の真下だった。道が暗くて高圧送電線があるのがわからなくて近づいてしまったのだ。この時を境に夫は木村さんの症状が精神的なものではなく、電磁波が原因だと悟った。

家さがしは簡単ではなかった。電磁波発生源は危険という眼でみると、町のあらゆる所に携帯電話中継基地局やＰＨＳ中継基地局のアンテナがある。高圧送電線もあちこちに張り巡らされている。特に携帯電話とＰＨＳのアンテナのない所はほとんどない。夫は何十軒もさがし「ここなら」とある程度目星をつけた段階で木村さんを車にのせ連れて行くと、「ここもダメ、あそこもダメ」と対象からはずされる。その間も木村さんの症状は悪化するばかりだ。

耐えられずに親しい友人宅に一時的に避難したこともある。その友人宅は当時住んでいた音更町からずっと離れた札幌市に近い江別市にある。その家は高圧送電線から三〇〇メートル離れていて、携帯電話やＰＨＳのアンテナの数も少なかったためよく眠れた。その友人は元看護師仲間で小学生の二人の子供がいて、二人とも化学物質過敏症患者のため世話が大変なのだが、木村さんの衰弱ぶりが激しかったので面倒をみてくれたのだ。友人は電気製品の配置に気を配ってくれ、おかげで避難している間に最悪だった状況から脱け出ることができた。

その一方で、一度電磁波にやられ最悪の状態に陥ったため、木村さんの身体は電磁波だけでなく低周波音にも反応するようになってしまった。低周波音とは人間の聴覚では認識されない二〇ヘルツ以下の低い周波数の音で、コンクリートの壁も突き抜けて伝わってくる。木村さんは、周辺の家で夜中使われるボイラー（冬の北海道の家には欠かせない暖房装置）から発する低周波音に悩まされるようになっていた。

江別市の友人宅は電磁波の面ではよかったのだが、新興住宅地にあり周囲には家がけっこう建っている。そのため周辺の家の暖房用ボイラーの低周波音や除雪車から出る低周波音で頭がひびいたり、頭痛がしたりして安住はできなくなった。除雪車についてだが、北海道は都市部において毎日のように除雪車が出動する。木村さんは除雪車が家から二キロ離れていても低周波音が身体に伝わってくるのを感じる。もちろん音として耳ではきこえない程度の微弱さだ。

友人宅にも長くはいられないと覚悟していた時、音更町の友人から「木村さんにふさわしい家が音更町にある」と耳よりな知らせが届いた。知人の紹介した家は周辺に携帯電話のアンテナは見あたらないし高圧送電線もない。また住宅街ならどこにでもある電柱と電柱の間に張ってある六六〇〇ボルトのふつうの電線すらない。さらに公園の崖の下に家は建っている。法面《のりめん》（＝切取り・盛り土などでできた斜面）や谷間は住宅地としては良い場所ではないが、携帯電話のマイクロ波が届きにくいので電磁波過敏症の人にはうってつけの場所なのだ。こうして一時避難先の江別市から音更町のその家に移ったのは二〇〇一年四月のことだ。

やっと居心地の良い家に住めて体力も徐々に回復してきた。紫外線対策（この頃は太陽の紫外線にも反応するようになっていた）用の帽子等を身に着ければ子供と外遊びができるようになった。頭痛や吐き気もおさまり、時々は近くのスーパーに買物に出かけたり、生活に必要な最低限の電気製品も家の中で使えるまでになった。

ようやく人並みに近い生活に戻れたと胸をなでおろしていた矢先の二〇〇一年九月、またも突然頭に何かがかすかにひびき眠れなくなってしまった。「もしかして近所に携帯電話用アンテナが建ったのでは」と周囲を調べてみたが、家から一キロ以内にはそれらしきものはない。それでも不眠状態が続くので原因さがしをしたところ、家から四〇〇メートルから五〇〇メートルほどの所に小麦加工工場が最近稼動したのを知った。しかも工場は二四時間操業であった。ここも電磁波ではなく低周波音が原因だった。頭の芯になにかがひびく感じだ。

木村さんは小麦加工工場経営者に会い自分の健康状態を説明し、操業を止めて欲しいと頼んだ。ふつうならそんな要望ははねつけられるのが関の山だが、その経営者は好人物で「二～三週間操業の予定だったが、そんな事情なら一〇日間に縮める。操業中も夜の一二時から朝方の四時までは機械を止める」と言ってくれた。さらに「防音壁を作りましょうか」とか「本当に低周波音が原因か測定して確かめましょうか」と申し出てくれた。低周波音は前述したようにコンクリートを突き抜けるので防音壁は効果がないが、測定は役立った。専門的に測定してみると小麦加工工場の機械から五ヘルツと二〇ヘルツの低周波音が出ているのが確認され、木村さんは五ヘルツの低周波音に反応するのがわかった。人間の耳は二〇ヘルツ以下の低周波は聴こえない。この測定のおかげで木村さんの不眠原因は、ノイローゼでも思い違いでもなく、低周波であることを科学的に立証することができた。

知人紹介のその家には二〇〇二年一一月まで住んだ。しかし善意の経営者がいるとはいえ小麦加工工場の存在は木村さんにとっては厄介物なので、その後はまた〝安住の地〟を求めて家さがしを開始した。

最後にたどりついた上士幌町の家

そうしてさがしにさがした結果たどりついたのが上士幌町の家で、この家に二〇〇二年一一月から住み始め現在に至っている。症状が落ちついているのは冒頭述べたとおりだ。

電磁波過敏症以前の木村さんのプロフィールをざっと紹介する。生まれは北海道の小樽市で小学校四年生から中学卒業までは札幌市で育った。高校は函館の近くで短大からまた札幌に戻った。子供の頃からアレルギー体質で食事には気をつけていたが、特別身体が弱いということはない。短大卒業後、札幌市内で看護師の仕事に就いた。二五歳で結婚したが仕事は続け、一九八九年、彼女が二九歳の時にフルタイムはやめ、パートの看護師になった。フルタイムの職場の仕事がハードだったためだ。

一度流産した後、子宮内膜症になったが、木村さんの場合「肺子宮内膜症」という病名で血を吐くといった重い症状を伴った。看護師として医療知識を持つ木村さんはアレルギー体質と子宮内膜症には相関関係があるとみている。子宮内膜症の治療にホルモン剤を医者からすすめられたが、それには従わず糖分を控えるなど食餌療法と骨盤調整などの処置で対応し克服した。

一九九六年、木村さんが三六歳の時、夫の転勤で札幌市から帯広市に隣接する音更町の公務員アパートに転居した。約五年後の二〇〇〇年一一月に電磁波過敏症を発症したアパートだ。翌一九九七年に出産したが、産後の容態が悪く、せきが出てぜんそくのような状態になった。そのため出産二～三カ月後に木村さんの両親が住む札幌の実家に半年間ほど同居した。その実家にいた間に木村さんと子供はシックハウス(注)に罹った。半年後に音更町の公務員アパートに戻ったが、シックハウスが原因で化学物質過敏症状は続いていたが、子供が一歳半になり断乳した頃から化学物質過敏症状もやわらぎ、ようやく健康状態は落ちついてきた。

体力もそれにつれて回復し「二人目を生みたい」と思っていた一九九九年の終わり頃、再び化学物質過敏症の症状がぶり返してきた。近所の人が使っている合成洗剤の匂いや他人の化粧の匂いにひどく反応し、体重も減り始めた。頭はすっきりせず不眠がちになって体力がだんだん弱ってきて、やがて運命の二〇〇〇年一一月の電磁波過敏症発症へとつながっていった。

前述した木村さんの化学物質過敏症状の再発は、後でわかったことだが、その時期（一九九九年の終わり頃）は公務員アパートの木村さん家族が住む部屋の五メートル先に建った携帯電話中継基地局アンテナ鉄塔の建設時期と一致する。約一年にわたって中継塔から出る電磁波で木村さんの身体は痛めつけられ、前からあった化学物質過敏症が先行再発し、やがて冷蔵庫から出る電磁波が引金になって劇的に電磁波過敏症が発症した、と木村さんは

（注）シックハウス：住宅建材・壁紙・家具などに含まれるホルムアルデヒドやトルエンなどの化学物質によってめまい・吐き気・頭痛などの症状がでる病気。

自己分析している。

こんな経験もある。電磁波過敏症発症後、ガスの修理のため修理人が家にきた。しばらくその修理人が修理に従事しているうちに木村さんはだんだん頭痛がしてきた。そこで「携帯電話を持っていませんか」と修理人にたずねたら案の定「持っている」と答えた。事情を話して携帯電話の電源を切ってもらったら頭がすーっと楽になった。携帯電話は通話中でなくても電源が入っていると三秒から五秒ごとにマイクロ波を発信しているのだ。一時、木村さんは江別市の友人宅に避難していたが、当時住んでいた音更町と江別市は一五〇キロ以上離れている。夫の運転で運ばれている途中、車が時速六〇キロ以上になると木村さんの身体は耐えられない状態になる。そのため時速六〇キロ以下で走行してもらった。

（車のスピードと電磁波の関係は、第2章のダラス環境医学治療センターの項でふれる）

電磁波過敏症が一番ひどかった時は頭痛や胸の痛みがあまりにも激しいので「クモ膜下出血ではないか」「心筋梗塞ではないか」と恐怖を感じ、正直、このまま死ぬかもしれないと思ったことが何回もあった、と木村さんは語っている。

上士幌町の木村さんの家の近くで年一回、全国から気球が集まる「バルーン・フェスティバル」が開催される。多いときは三〇基以上の気球（バルーン）が空に上がり圧観だという（写真3）。そんな雄大な田舎風景の中に木村さんの家はある。だが全く不安がないわけ

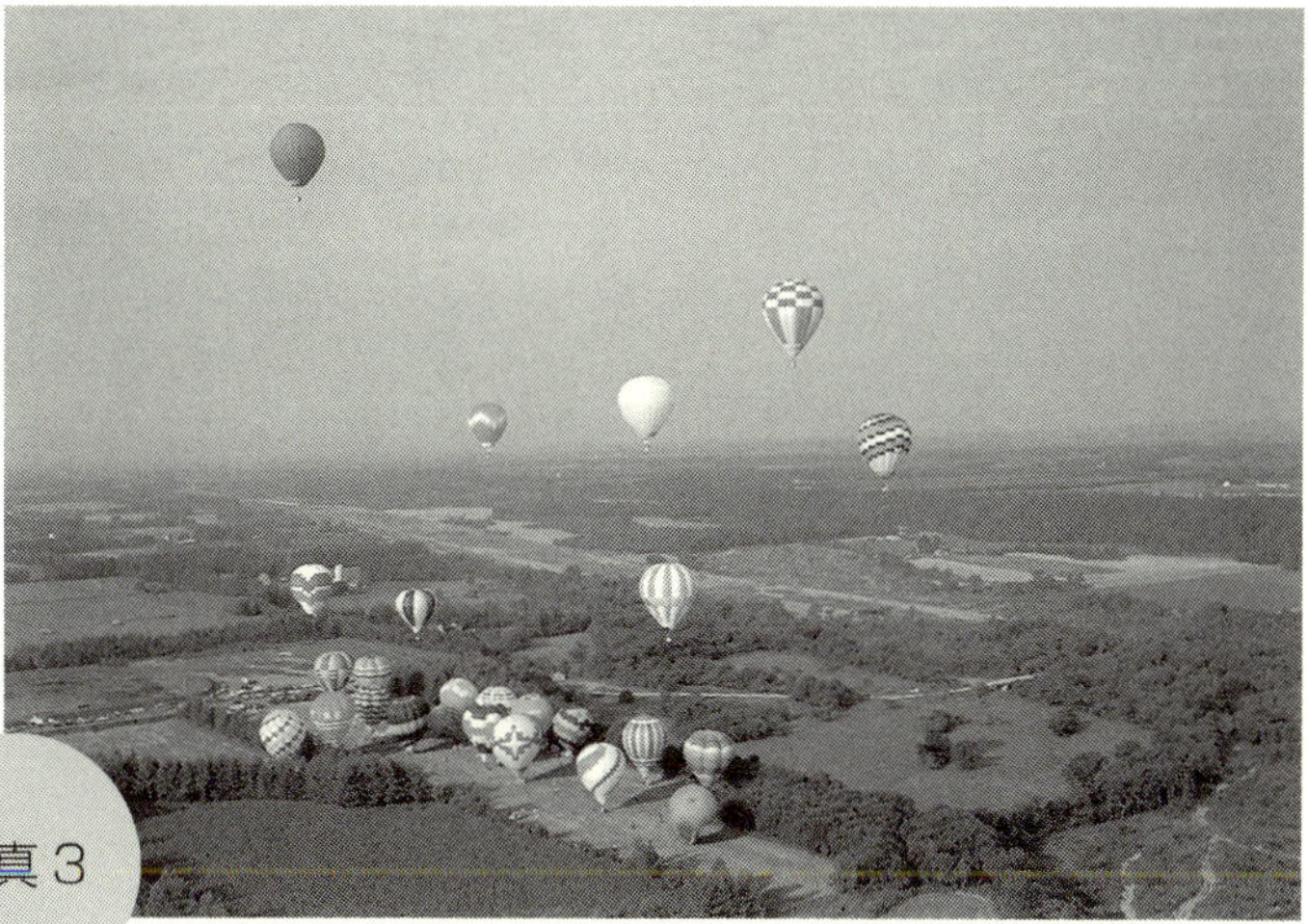

写真３

木村さんの家のすぐ近くで開かれる全日本熱気球フェスティバル

ではない。トラクターの音の影響や二キロ先にある小麦加工工場の音の影響は気になる。農家のまく農薬も気になる。家の周辺で農薬をまく時は事前に知らせてもらい一時避難する。

木村さんの電磁波過敏症対策は、第一に電磁波が相対的に弱い場所を自分でみつけ、転地すること。第二に食物は人工添加物のないオーガニックなもの（有機食品）を食べること（木村さんは一部手づくり野菜で、あとは有機野菜・食品を宅配で届けてもらっている）。第三にいわゆるサプリメント（栄養補給品）は摂らないこと。ただし例外として唯一フラワーエッセンスの類いの液体サプリメントは自分に合うので飲んでいる。「yarrou」（ヤロー＝セイヨウノコギリ草）からつくるもので、〝花のエネルギーを転写させたもの〟だという。要は自分に合ったものを自分でみつけ使ってみることだ。

今では、気をつけさえすれば冷蔵庫もテレビも使える身体になった。「電磁波過敏症の最大の元凶は携帯電話と中継基地局だと私は考えている。しかも悪いことに、新しいものほど出力や周波数が強まっているのは問題だ」と木村さんは懸念する。

「ナイタイ高原牧場」という町立では日本一広い牧場が近くにあり、木村さんの運転する車で案内してもらった。そこは空も牧場も思いっきり広い。

「電磁波過敏症と化学物質過敏症は併発するケースが多いといいますが、私にとっては電磁波過敏症のほうが症状が重い。発症したとき子供は三歳で子供自身もひどいアレルギーだったので、他人にあずけることもできず、食事はすべて手作りのためほんとうに悲惨な毎日でした。自分自身も症状が重いためつらく、うつ状態になってしまいました。そのためイライラしてちょっとしたことで子供をどなってしまい、そうした自分が悲しくなり泣いてしまいました。正直、よくパニックを起こさず今まで生きてこれたと思います。これも結婚一二年目にしてやっと生まれた息子がいたからです。こんな症状の妻を捨てもせず支えてくれた夫にも感謝します。そしてなんとか克服できたのは、親身になって私のことを支えてくれた友人や知人や他にも不思議なほどやさしい人に出会えたからだと思います」

二　家族五人、全員が電磁波過敏症！

二番目に紹介するのは、夫婦と子供三人の家族五人全員が電磁波過敏症という例。

広島市近郊に住む原田信二さん（四七歳・仮名）は一九九九年三月から四年七カ月、一一

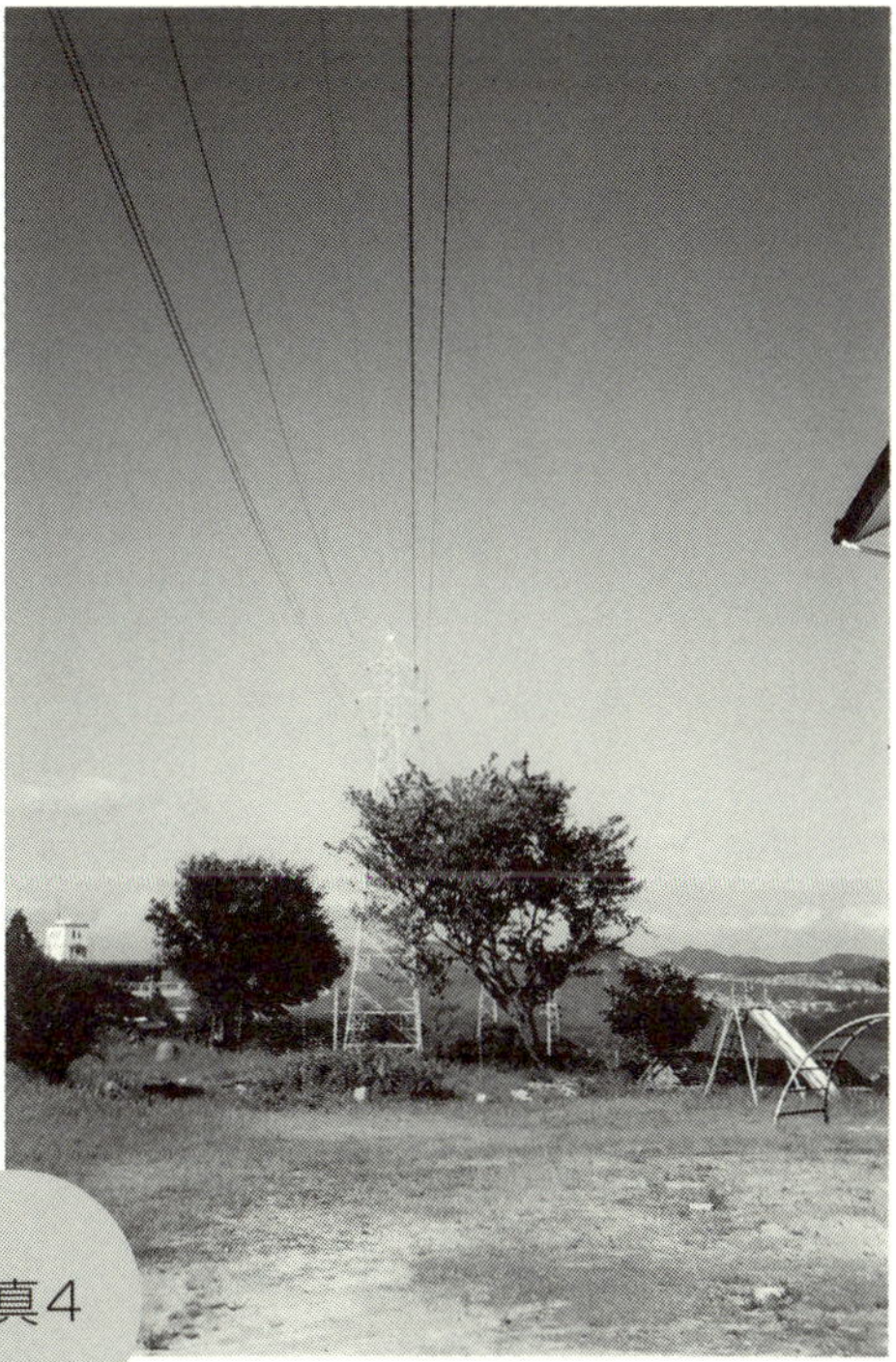
写真４
原田さんの最初に住んでいた家のすぐ前に高圧送電線があった

万ボルトの高圧送電線のすぐ近くに、妻と高一の男の子、中二の女の子、幼稚園児の男の子（子供の学年は取材した二〇〇四年当時）の五人で住んでいた。原田さんの家は鉄塔と鉄塔の間で高圧送電線が重みで垂れ下がった部分の真下から約四メートルのところにある（写真4）。

原田さんが突然、頭の痛み・肩のこり・疲労感を激しく感じたのは二〇〇三年一〇月三〇日のことだ。それはまさに〝突然襲った〟。次の日も後頭部に焼けるような痛みが走った。頭の表層部を帯状に走る焼けるような痛みだが、それは今まで一度も経験したことのない痛みだった。症状はその後もおさまる気配はなく、息苦しくなったり、頭がジンジン痛くなったり、頭がボーッとなって意欲がなくなったりした。やがて仕事ができない位にまで悪化した。

こんな状態が二カ月近くも続いた二〇〇三年一一月二三日、痛みだけでなく精神的にも不安定な状態になり、未明の午前四時頃、精神不安定から部屋を飛びだしたくなる極限状態に陥った。「この家にはもう住めない」と原田さんは決意し、この日から真剣に転居を考え始めた。一一月二七日、県立病院精神科で受診したら「うつ状態」と診断され、入眠剤が出された。もうこの段階で心身共に完全に追い詰められていたので、受診の二日後の一一月二九日、家から約五〇〇メートル離れたアパートに最低限の生活用品だけもって家族を連れて原田さんは逃げるように転居した。

こんどは妻がマイクロ波で発症

転居したアパートは高圧送電線からは離れているので、原田さんの極低周波（六〇ヘルツ）の電磁波被害は一応おさまった。ところが、こんどはそれまでなんともなかった妻の

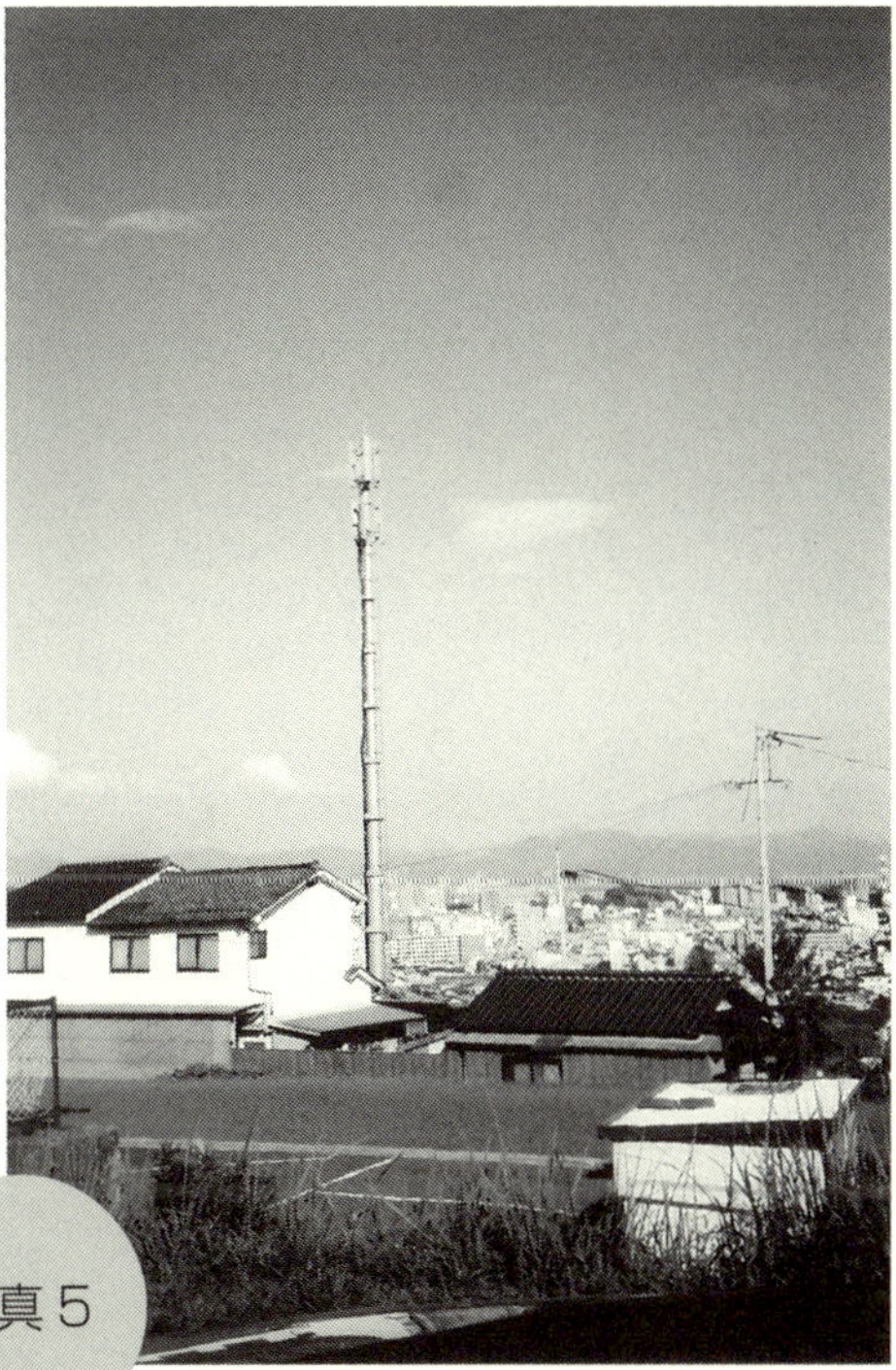

写真５
転居した先のアパートから 300m 離れた所に建っている携帯電話中継塔

京子さん（四七歳・仮名）の身体に異変が起こった。ベランダで洗濯物を干している時に急に胸のあたりがジンジン痛み出し、精神的にもうつ状態になった。「送電線はないのに、なにが原因なのか」と周囲を見渡し原因をさがしたところ、アパートから約三〇〇メートル離れたところに携帯電話中継基地局タワー（塔）があった（写真5）。マイクロ波に反応する簡易測定器を購入して調べると反応する。夫の電磁波過敏症の原因は高圧送電線から出る極低周波電磁波だったが、妻の場合は高周波（マイクロ波）電磁波が原因だと、それでわかった。電磁波関係の市民団体に相談したら「マイクロ波にはアルミが防御に有効」だというので、部屋中にアルミ箔を張ったり敷いたりしてみた。しかし、しばらくは多少効果もあったが、決め手にはならず症状は続いた。

一二月一九日に京子さんは個人病院の心療内科で受診したところ、安定剤と入眠剤を飲むよう処方された。

両親が相前後して電磁波過敏症の症状が出たことで、いろいろ家族内で話し合ったところ、三人の子供たちは「前から身体に異変があり、親に訴えていたが、わかってくれなかった」と訴えた。中二の長女は二〇〇二年二月頃、まだ小学校五年生だった時、通っていた小学校の運動場の真上に自分の家と同様に高圧送電線が通っていた。放課後、小学校に隣接して建っている児童館で長い間遊んでいると頭が痛くなることが何回もあった。雨の日はとくに痛かった。また冬や雨の日は送電線がビーンと音を出しているのに気づいていた。そんな時は身体がだるく感じた。そのことを家で親に言っても全く取り合ってくれなかった、と言った。長女はぜんそくだったので「天気のせいか、ぜんそくのせいで頭が痛いのだろう」とその頃、原田さんと妻は思っていた。

高一の長男は、二〇〇二年一〇月か一一月頃——当時中二だった——身体がしんどい状態で血圧も上が七〇、下が四〇と低かった。その時は「かぜだろう」と思って薬をのませてすませた。元々細い子だったが、一九九九年三月にそれまで住んでいた大阪府吹田市から広島に転居したが、それから腹の調子が悪くなる時が多くなり、整腸剤を飲んでなんとかもたせていた。広島で高圧送電線のすぐ近くに住むようになってから体調がおかしくなったとは思いもしなかった。

六歳の次男は、一歳の時に広島に引っ越してきた。今思うと広島に来てから幼児にしては睡眠が少なく、とても落ちつきのない子になった。寝付きが悪く、午後九時に寝床に入っても寝入るのは一一時頃といった具合だ。昼寝もしない。はじめのうちは「これがこの子の体質だろう」と思っていた。だがその後、高圧送電線そばの家から現在の家に転居したら、親に言われなくても午後九時頃には眠るようになったので、体質ではなく電磁波のせいだとわかった。

どんな症状が出るのか

夫の信二さんの症状は、頭痛・めまい・吐き気・熱感・呼吸困難・集中力欠如・方向感覚の喪失・鼻やのどや耳の粘膜の炎症・疲労感・筋肉痛・関節痛・腹部への圧迫感や痛み・不眠・うつ状態・食欲不振などである。どんな発生源に反応するかというと、高圧送電線・携帯電話基地局（はじめは極低周波電磁波に反応していたが、その後高周波にも反応するようになった）・室内配線・電車・電子レンジ・パソコン・電話機（電源を入れる型）・蛍光灯・電気ストーブ・自動車などだ。

妻の京子さんの症状は、吐き気・のどの乾き・集中力欠如・目の痛みと乾きと炎症・疲労感・筋肉痛・関節痛・不整脈・頻脈・不眠・うつ症状・食欲不振・胸が締めつけられる痛みなどである。反応する発生源は、携帯電話・携帯電話基地局アンテナ・ＰＨＳ基地局アンテナ・アマチュア無線アンテナ・高圧送電線（はじめは高周波に反応していたがやがて極低周波にも反応するようになった）・配電線（電柱と電柱に張ってある電線）・室内配線・電車・冷蔵庫・パソコン・蛍光灯・電気ストーブ・自動車などだ。

高圧送電線のそばの家から緊急避難で逃げこむように転居したアパートであったが、約三〇〇メートル先の携帯電話中継基地局タワーの存在で、結局四カ月いたが症状が一向に良くならない。夫だけでなく妻も耐えられない状態が長く続くことで、子供たちも不安を抱き、家族全体が追い詰められるようになってしまった。

このままでは家族が崩壊してしまうので必死になって電磁波の少ない安全な家をさがし回った。しかしどこにもＰＨＳ中継基地局アンテナは建っており、妻の京子さんは「もう生きる場所はどこにもない」と絶望感から半狂乱状態になり、泣き出す始末だったという。

それでも必死の思いで家をさがし回った甲斐があって、二〇〇四年二月二六日、ようやく現在の家がみつかり転居した。

その家は一時避難していたアパートから二キロ離れた所にある。周りには高圧送電線はないし、携帯電話中継基地局アンテナもない。夫の勤め先や子供たちの通学を考えたうえで地図を広げて慎重に選び、実地見学をして決めた。家さがしでわかったのは、携帯電話中継基地局アンテナから出る高周波（マイクロ波）から逃げるには谷間のようになった所しかなく、そういう所にしか住めないということだ。

見落としがあっては後で大変なので、十分下見をして転居した。中古の一軒家だったが蛍光灯はやめて電磁波の少ない白熱灯にかえた。電気製品も生活に必要な最低限なものに限定して生活した。そこまでしても難点はあった。その家は簡易浄化槽が設置されていて、浄化槽に曝気《ばっき》用に空気を送るポンプの送風装置（ブロア）が家の外に置いてある。その装置の位置は夫が書斎として使っている部屋のすぐ外である。送風装置（ブロア）を測定器で測ると一〇〇ミリガウス以上の極低周波電磁波が常時出ている。これに夫の信二さんは苦しめられているので、知人に頼んで厚さ六ミリの鉄板でブロアを覆うケースをつくってもらった（写真6）。この鉄板ケースのおかげで、近くで測っても二〇ミリガウスまでしか出なくなり、書斎の部屋にいても大丈夫になった（極低周波電磁波は距離の二乗に反比例して減衰する）。

家の配電盤からも強い極低周波電磁波が出る。なるべく配電盤に近づかないことで対処した。

夫の信二さんは公益法人団体に勤務している。職場の周辺は高圧送電線もあれば携帯電話中継基地局もあり電磁波環境はよくない。しかしとりあえず生活の拠点である家の安全性が確保されたので、ようやく原田一家に平穏な生活が戻ってきた。

自分たちが電磁波過敏症になるまで「電磁波問題」はまったくの他人事でしかなかった。だが実際、電磁波過敏症の恐怖を味わって以降、原田夫妻の物の見方は大きく変わった。原田家は家族五人全員が電磁波過敏症であるが、化学物質過敏症の症状はない。

自分たちの経験からして、もし不幸にも電磁波過敏症になった場合には、①まずとにかく電磁波発生源から離れること。電気器具などは個人の努力で離すことが可能だが、高圧送電線や携帯電話あるいはＰＨＳ中継基地局のように個人の努力だけでは避けられない時は転居すること（もちろん撤去できるなら撤去すべきだが）、②免疫力をつけること。免疫力をつけるには体力が必要なので栄養摂取に気を配ること、③運動をするなど新陳代謝が活発になることをすること、④眠ること。不眠は大敵である。これらが大事であると原田夫妻は語った。

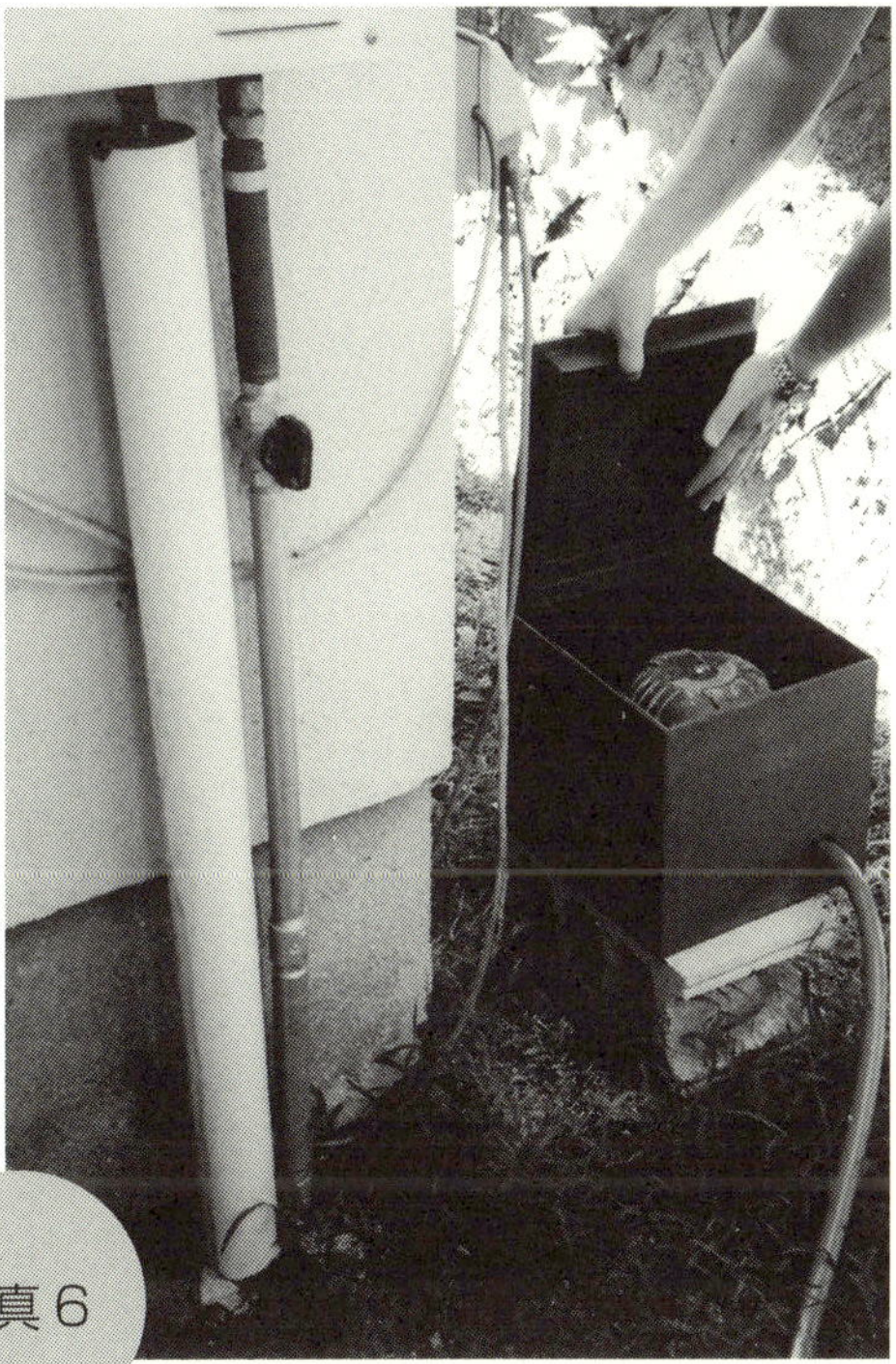

写真６

簡易浄化槽のブロアー（浄化槽に空気を入れる装置）

子供たちをみていると、回復力は大人より強いことも実感している。栄養摂取については、にんにくのエキスや生姜《しょうが》の酢づけ、卵油《らんゆ》が新陳代謝活性化に効いたという。電磁波過敏症になってから克服のために、いろいろ自然食品や健康対策の本を買ったり、インターネット情報や他の人の話などを聞いたり、とにかく必死に情報を集め実践に励んだ。

筆者は二〇〇四年の夏に原田夫妻に会ったが、その時にはパニックのかけらも見えず、穏やかな応対だった。

「電気ストーブは電磁波が強いので距離を置いて使うことを知っておく必要がある。電気器具は配線コードをねじったりしてあれば電磁波発生量を減らすことが可能なので、電磁波シールドの方法を電機メーカーは研究し、発生低減に努めるべきだ。電車も一般車両は一五ミリガウスほど出るがグリーン車は一ミリガウスしか出ない。つまり電磁波を低くする対策はできるはずだ。私たちの経験では携帯電話がとくに危険だ。人間の健康にとって危険になりうるものが身近にたくさんあることを知る必要があるし、知らせることが大事だ。それと何よりも過敏症になった時、今の日本には相談できる所がどこにもないことはとても問題である。市も県も医師も相談相手にならない。このことは患者にとって深刻な問題だ。とくに行政機構は電磁波過敏症のために早急に相談窓口をつくって欲しい。そのためにも行政は電磁波過敏症で苦しんでいる人たちの実態調査にのり出して欲しい」

三　一〇年以上前から発症し苦しんでいる

佐野睦男さんは日本の電磁波過敏症患者の中でも指折りの長い患者歴をもつ人だ（写真7）。

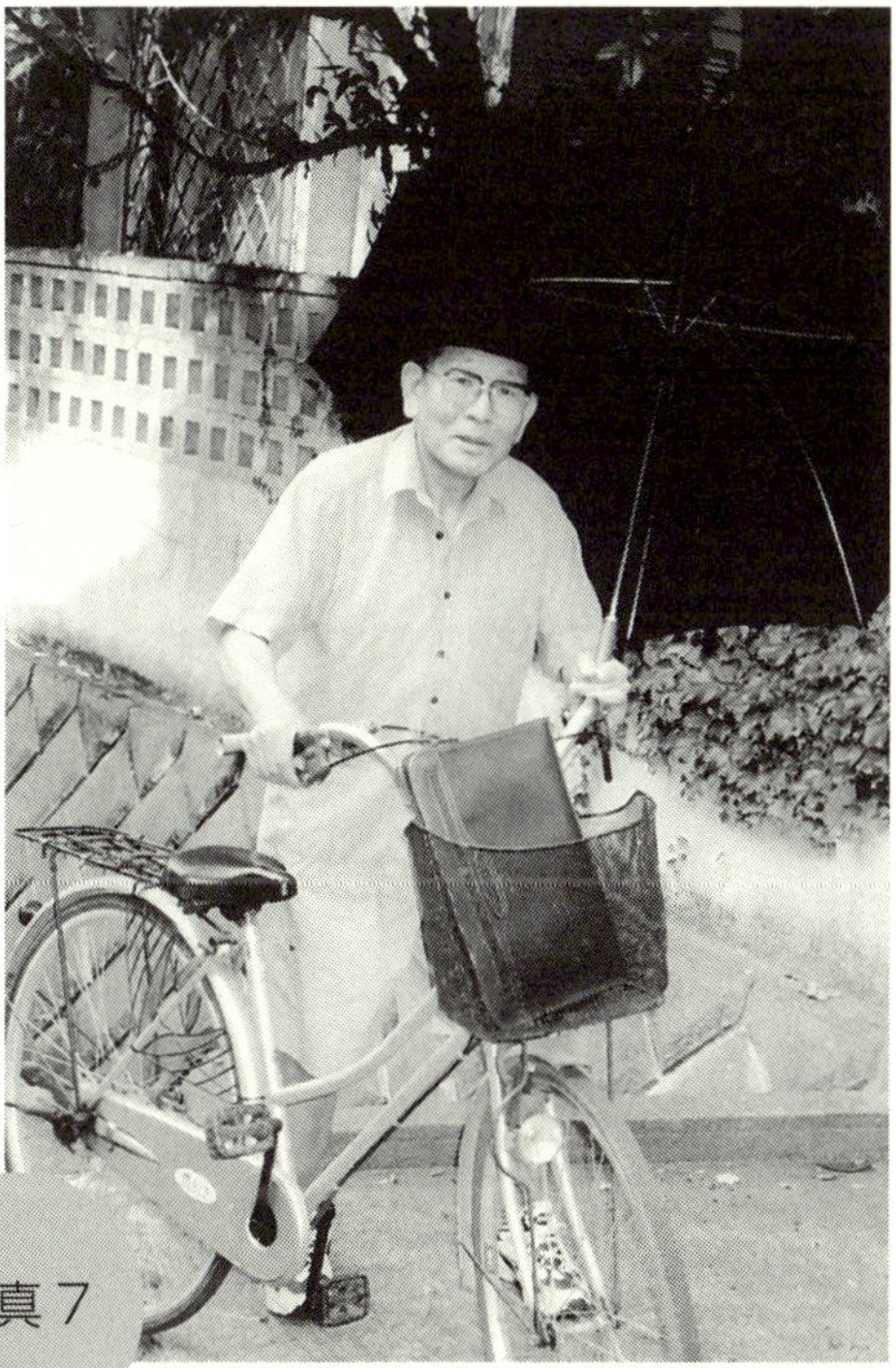

写真７

佐野睦男さん　外出時には晴れていても黒い傘をもつ

佐野さんが東京都港区にある北里研究所病院で「電磁波過敏症状が出ている」と診断されたのは一九九六年九月のことだ。現在、北里研究所病院は大学病院クラスとして唯一化学物質過敏症外来用の「臨床環境医学センター」を開設している病院だ。あくまで専門は化学物質過敏症だが、電磁波過敏症患者も診察してくれるので、この病気に苦しんでいる患者にとっては救いの病院だ。

診断は一九九六年だが、佐野さんが初めて電磁波過敏症の症状を発症したのは、それから三年さかのぼった一九九三年のことであった。だが当時はそんな病気の存在など佐野さんはまったく知らなかった。

佐野さんは年齢は七〇歳で現役の税理士である。しかし電磁波過敏症のためパソコン等コンピュータ機器は使えないので、電卓を使って税金に関する相談や相続税申告の手伝いをしている。神奈川県鎌倉市に二〇年以上住んでいるが、一九九三年にそれまで三九年間勤めていた税務署を退職し、その年に税理士を開業した。

佐野さんは小学校時代、虚弱体質だったため肺浸潤（比較的軽症の肺結核）を患ったことがある。税務署退職前の数年間は冬になるとかぜをひきやすい体質だったため、かぜに悩まされた。しかし確定申告の時期（毎年二月〜三月）は税務署員にとって最も忙しい時期で、かぜだからといって休暇をとるわけにもいかなかった。あまりにもひんぱんにかぜをひくので勤務時間外に医者に診てもらい何回もレントゲン検査を受けるのだが、その都度「異常なし」と診断された。これはあとで考えたことだが、何回もレントゲン検査でエックス線照射されたのが電磁波過敏症発症の引金になったのでは、と佐野さんは悔んでいる。

MRIが引金だった

一九九三年に〝晴れて〟退職を迎えゆっくり静養できる身になった、そんなとき、友人の娘さんが神奈川県内の国立病院の看護師をしていた縁で、以前から気にかけていたのどと肺の状態を精密検査してもらおうと、その年の九月、ＭＲＩ（注）（核磁気共鳴画像装置）検査をその病院で受けた。検査前に「ＭＲＩ検査は通常二〇分～三〇分程度で済みますよ」と言われていたのに、実際は一時間四〇分も要した。それが結果的に悪かった。検査直後約一〇分にわたり食道が痙攣し天井がグルグル回り出し倒れてしまった。翌朝になったらこんどは頭と胸に激痛が走り、三日間も眠れない夜が続いた。のどと食道と肺がジリジリ焼けるような痛みで、それはそれまで一度も経験したことのない痛みだった。

（注）ＭＲＩ：磁場と電波を使って体の中を見る画像診断装置。体内の水素原子の核を特定の周波数の電波で共鳴させることで、臓器や組織の形状を画像化させる医療機器。患者は強い磁場に曝される。

今思うとそれが電磁波過敏症の発症だった。三日間も眠れないので医者から痛み止めの薬をもらい飲むと、その後二日間ほど痛みは遠のく。しかし薬効が切れるとまた痛みがぶり返す。そんな状態が交互に続くので自分に合った病院や医院を求めて一〇カ所以上も訪ねたが、「MRIが原因で苦しくなった」と訴えても「MRIのせいではない、気にしすぎだ」「精神科で診てもらったらどうか」「心療内科があなたには向いている」とどこの医師も相手にしてくれない。実際にMRI検査を担当した医師には「MRIから出る電磁波はホットカーペットより弱い。あなたの訴える症状は世界のどの医学書にも書いていない。のどが詰まって食べ物が通らなくなったら診せに来て下さい。そうでないと医者の目では判断ができません」と言われた。

多くの医師たちから「更年期障害」「自律神経失調症」「ストレスからくるもの」と言われるので、しかたなく心療内科に約一〇カ月通ったがよくならない。その後、東京都三鷹市にある有名なペインクリニックに通って、首に麻酔薬を打って痛みを止めた。そのペインクリニックには結局三年半近く通い、計二五〇本ほど麻酔薬を打った。鎌倉の自宅から三鷹まで電車で往復六時間以上もかかり、電車に長時間乗るのがつらく通院はやめざるをえなくなった。

一九九六年九月に北里研究所病院で電磁波過敏症と診断され、それ以後は電磁波発生源からなるべく離れる生活をしている。北里研究所病院に通うようになったのは、頭痛がすることを友人に話したら「電磁波過敏症ではないか。北里研究所病院は過敏症患者を診てくれる病院だ」とアドバイスを受けたからである（三鷹のペインクリニックには北里研究所病院で診断を受けた以後も一年半近く通っていた）。

佐野さんはＭＲＩを受けて劇的に症状があらわれた。もう少し佐野さんをとりまく生活状況について説明しよう。

佐野さんは鎌倉市の鶴岡八幡宮の近くの雪の下という所に一九八六年から一九九六年まで一〇年間住んでいた。その時住んでいた家は大きな家で一階部分を三つの店に貸し、二階を自分たちの住居にしていた。一九九三年税務署を退職し税理士を開業した当時はその家にいて、二階部分を自宅兼税理事務所に改造した。開業に伴って当時としては高額なパソコンやコピー機を購入設置した。冬は足元が冷えるのでホットカーペットを敷いて仕事をした。貸していた下の三軒の店は喫茶店と土産屋と和風喫茶で、蛍光灯をふつうの家より多く使い昼間からつけている状態だった。つまりパソコン、コピー機に囲まれ、真下は蛍光灯がつけっぱなしの状態で、冬にはそれに加えてホットカーペットも使うという、電磁波発生源にスッポリ囲まれた生活を続けていたことになる。

実際、こんなこともあった。一九九五年一二月～九六年三月の冬の時期、ホットカーペットの上で仕事をしていたら頭痛に襲われ痛みがひどくなる一方なので、試しにホットカーペットの電源を切ってみた。そしたらラクになった。そんなことが何回もあり「ホットカーペットが頭痛の原因」とわかり、それ以後、ホットカーペットの電源をいつも切るようにした。九六年九月に電磁波過敏症と診断されるのだが、その直前の段階で「どうもこの家にいると苦しい」と感じ、九六年七月に家を売り、同じ鎌倉市内の手広に転居した。

手広は鎌倉市でも藤沢市に近い地区だが、結果的に転居は失敗だった。一見したところ、雪の下より電磁波環境は良さそうだったので転居したのだが、近くに大企業の研究所があり、家の近くの地下に六万六〇〇〇ボルトの高圧送電線が埋設されていた。地下高圧送電線なので気づかなかったのだ。あとになって電磁波測定器で測ったら三～四ミリガウスの磁場が常時出ていた。

せっかく購入した敷地七四坪の新居だったが、家にいると苦しくなるので、家から少し離れた山の中にある神社で夜の一一時頃まで時間を過ごし、寝るためだけに家に戻ったこともあった。

佐野さんの症状は、頭痛（頭の右側部分が脳をしめつけられるように痛む）、肩や首のジリジリとした痛み（筋が縮まるような痛み）、のどや食道の焼けるような痛み、が特徴的だ。

スウェーデンでは高圧送電線を地下三〇メートル以上も深いところに埋設する。最近ではさらに金属管に油を入れ三相交流送電線として送電線を三つに分けそれぞれ金属被膜して通す。三相交流とは電線を三本、等間隔に置くと互いに反発し相殺効果となり電磁波発生量が低減する技術である。

日本の場合は三相交流の技術は取り入れているが、なるべく安上がりにすまそうと地下埋設しても地表スレスレにしか埋設しない。そのため空中送電線よりかえって電磁波が強く、人体への影響が大きい。

伊豆半島の山の中に避難

手広の家はどうにも耐えられず、購入して二年も経たない一九九八年に売却し、静岡県伊豆高原の山中の一軒家を借りそこに避難した。そこは電柱と電柱の間に張ってある六六〇〇ボルトのふつうの配電線から七〇メートル離れており、携帯電話中継塔や高圧送電線も近くになく、電磁波面では〝理想郷〟であった。その避難家に一九九九年から二〇〇一年まで二年間住んだ。

だがここでも別の難問がもち上がった。地元の人が「あなたの家が建ってるところは水の通り道で大雨が降ると濁流が流れるおそれのある危険な場所だ」と教えてくれた。電磁波面では申し分なくても、命がなくなっては元も子もない。やむなく二〇〇一年七月、再び鎌倉市に戻った。戻った当初は市内の銭洗弁天の近くに住み、その後現在の瑞泉寺のすぐ脇にある二階堂地区に住むようになった。市の東郊で鎌倉宮からさらに奥に入った所で、前芸大学長の平山郁夫宅も近くにある緑の多い閑静な住宅地だ。

佐野さんは、高圧送電線、配電線（電柱と電柱の間に張ってある電線）、地下送電線の他に自動車、電車、携帯電話、パソコン、ACアダプター、蛍光灯、電子レンジ、ファックス、ホットカーペット、電気毛布、テレビ、冷蔵庫、トースター、ヘアドライヤー、電気とつながっている電話、電池入り時計、エアコン、など電気製品すべてに反応する。

奥さんは、はじめ佐野さんのこの病気が理解できず、「医者はなんともないと言っている」「夫の病気は気のせいだ」と思っていた。ところが一九九八年頃、当時住んでいた「雪の下」時代の家の前の道路をはさんで向かい側に工事関係の会社があり、そこに盗難防止用のサーチライトが設置されていた。佐野さんはサーチライトがあたると苦しいので照らす方向を変えてくれ、と会社に頼んだところ応じてくれた。それでも反射光があたるらしく佐野さんは少し苦しいので、道路側の反対側に位置する居間で寝ていた。サーチライトは朝には消えている。ところがある朝、佐野さんは奥さんに「苦しい」と訴えた。「そんなことはないはずだ。サーチライトは朝には消えているから」と奥さんは思ったが念のため確認した。そうしたら、たまたま朝になっても会社がサーチライトを消し忘れていた。そのことがあってから奥さんは「ウチの人はまちがいなく電磁波の影響を受ける体質の人間なんだ」と佐野さんの病気を理解するようになった。

佐野さんは外出する時は必ず内側にアルミをはった帽子をかぶる。不意の電磁波被曝を防止するためだ。また電磁波測定器を携行している。電磁波発生源を少しでも避けるためだ。少し離れた場所への外出には自転車を使う。やむなく電車に乗る時はグリーン車に乗る。グリーン車は普通車より電磁波が弱いからだ。家で電気を使わない時はブレーカーを落とす。夜、読み書きする時は光が自分に直接あたらないように工夫した特殊な電気スタンドを使う。佐野さんの経験では極低周波磁場が〇・二ミリガウスまでなら身体は反応しない。〇・三ミリガウス以上あるとダメだという。

世間で出回っている「電磁波防護グッズ」は二〇種類以上購入し試してみた。しかしどれも佐野さんに効くものは一つもなかった。ペンダント、下着、炭、セラミック、トルマリン、等だ。「シールドボックス」という身体がすっぽり納まる電磁波防護用シェルターにも入ったことがある。たしかに測定器の値は下がっているのだが、箱の中にいると苦しく佐野さんには有効でない。飛行機は苦しくて乗れない。ホテルも苦しくて泊まれない。サプリメント（栄養補強品）は自分に合ったものを厳選している。天然ものなので高く、月五万円位かかる。「自分に合ったものは自分しか見つけられない」と佐野さんはしみじみ語る。

もう一〇年以上も電磁波過敏症とつき合ってきたが、「電磁波発生源からとにかく離れること。これしか基本的対策はない」と佐野さんは語った。現在の鎌倉の家もまわりの都市化がすすみ、佐野さんにとっては住みづらくなっている。「近いうちに千葉県の富津市にいい家が見つかったので引っ越すつもりだ」と言う佐野さんの横で「どこまでもこの人についていきます」と奥さんは笑った。

第2章

米国の過敏症治療最前線

～ダラス環境医学治療センター（EHC－D）～

前章の日本の実例を見れば、すでに電磁波過敏症患者は自分自身の力で過敏症と格闘し、対処策をそれなりに見い出していることに気づくであろう。基本はとにかく電磁波発生源から離れることであり、発生源をゼロにできない場合は被曝時間をなるべく少なくすることである。

日本の医学界はまだ電磁波過敏症を認知していない。しかし、確実に電磁波が原因で苦しんでいる人たちは存在している。しかもその数は増えており、私のところにも少なくない人たちが助けを求めて連絡をとってきている。

海外の情報によると、すでにスウェーデンでは電磁波過敏症の存在を認知していて、その割合は全人口の一・九%から二・一%いると推定されている。この数を単純に日本にあてはめれば約二〇〇万人以上にもなる。だが日本の場合、ほとんどの医者がこの症状を理解していないし、マスメディアもほとんど報じないので、多くの人は「電磁波過敏症」とは思わず〝原因不明〟の健康障害に苦しめられている、と思いこんでいるのが実態であろう。

日本の大学病院クラスで、電磁波過敏症を扱っている所として知られているのが北里研究所病院臨床環境医学センター（東京都港区）である。その臨床環境医学センターが範としているのが米国テキサス州ダラス市にあるEHC―D（ダラス環境医学治療センター）である。

そこで私は二〇〇三年一一月、ダラス環境医学治療センター（以下ＥＨＣ―Ｄ）を直接訪問取材した。

テキサス州ダラス市

ダラス市は、米国の州でも大きいほうに属するテキサス州の内陸部に位置する人口一一

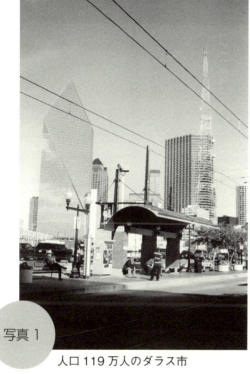

写真１
人口119万人のダラス市

九万人の大都市だ。ダラスは人口規模では全米第九番目で、石油ビジネスで発展した商業都市である（写真1）。世界一の大企業エクソンの本社があり、アメフト強豪チーム、ダラス・カウボーイズの本拠地としても知られる。町のシンボルは先端が球状になっている「リ・ユニオンタワー」である。

しかしダラスを有名にしたのはなんといっても一九六三年一一月二二日に起こったケネディ大統領暗殺事件である。犯人とされるオズワルドが銃を撃った場所である「教科書倉庫ビル」の六階は「シックスフロア博物館」として暗殺資料館になっている。実際は三方向から同時に銃撃があり真犯人は謎とされているが、その不可解な映像がそのまま「シックスフロア博物館」では上映されている所がいかにもアメリカらしい（写真2）。

私がダラスに着いた日は二〇〇三年一一月二三日で、その前日がちょうど暗殺四〇周年にあたっていた。

ダラスは広い町で、私が滞在したホテルは都心に近い所にあったが、訪問先のＥＨＣ－Ｄは町の北部にあり、高速道路を使っても片道四〇分かかる距離だった。レンタカーを借りたが、フリーウェーは片側四車線でその脇にサービス道路が片側二車線あり、その広さは圧巻である。見知らぬ町で慣れぬ左ハンドル運転はデインジャラスで、幾度も肝を冷やす場面があった。

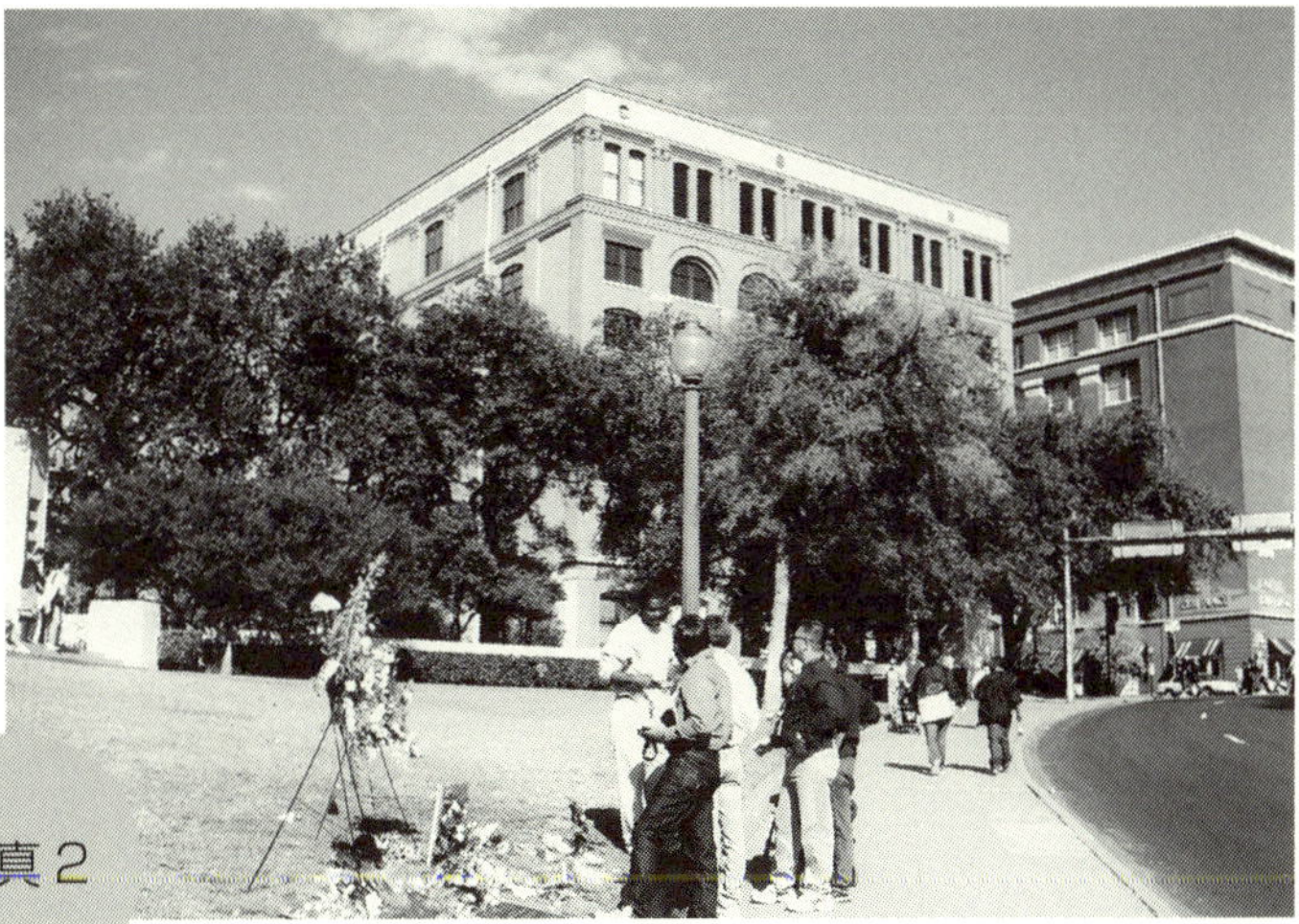

ケネディ暗殺現場。うしろのビルが教科書倉庫ビルでその6階にシックス・フロア博物館がある。

ＥＨＣ―Ｄ周辺は病院がいくつも集まった、いわば病院地区である。「ＥＨＣ―Ｄ」は英語の Environmental Health Center ― Dallas の頭文字で、直訳すれば「ダラス環境保健センター」ないし「ダラス環境健康センター」である。ＥＨＣ―Ｄは民間病院であり、かつ環境医学のパイオニアとして研究と治療を行なっている医療施設なので「ダラス環境医学治療センター」と訳すのがふさわしい。

病院地区には高いビルの病院もあるが、ＥＨＣ―Ｄの入っている建物は二階建てで緑地スペースと駐車場スペースを十分とってあり、ゆったりとしている。建物内にはいくつかの医療機関が同居するスタイルで、日本ではあまりみない方式だ

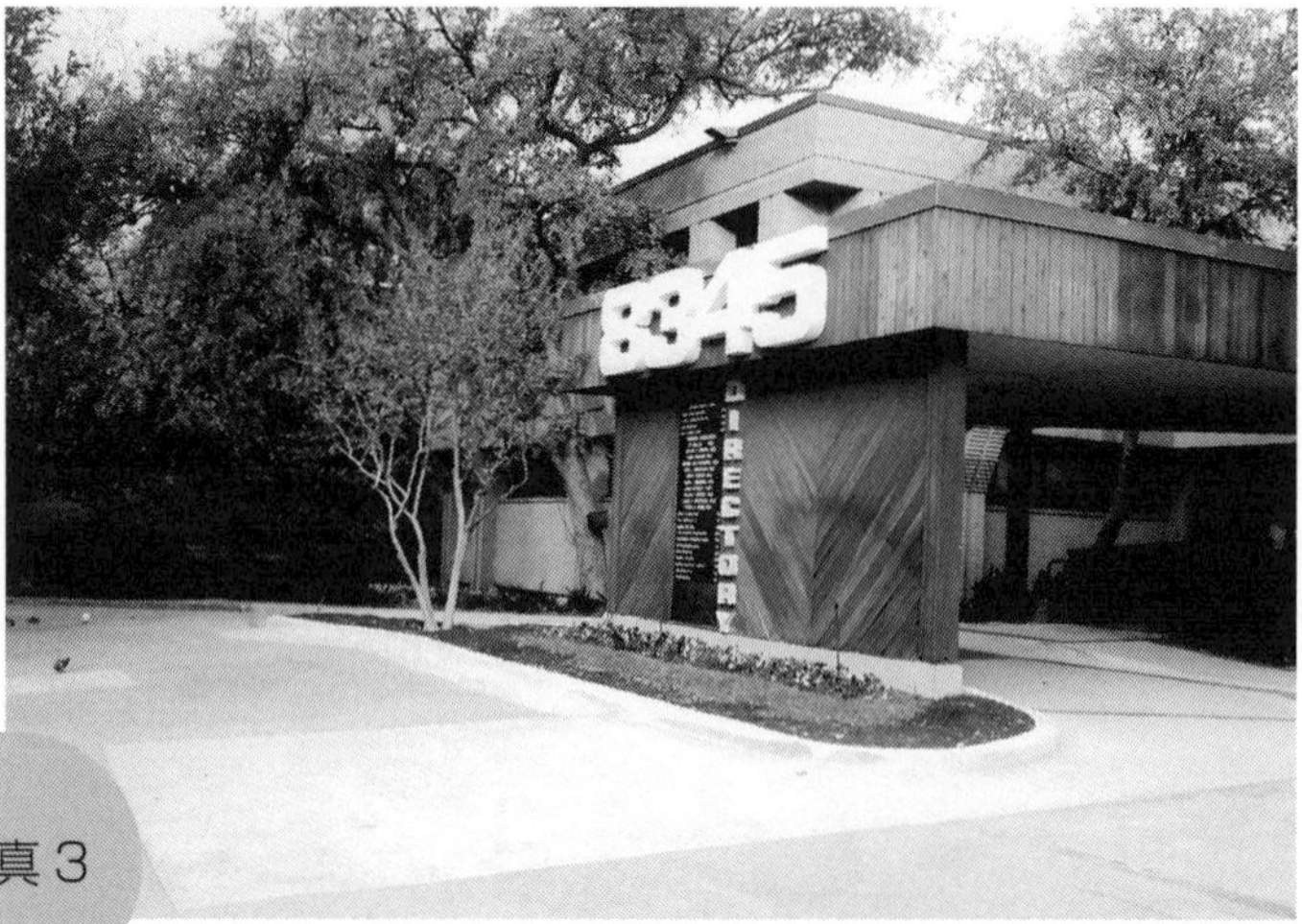

写真3

EHC-D の共同病棟玄関アプローチ

（日本にも雑居ビル内に複数の医院が入っているケースがあるが、それとも異なる）。過敏症のようにメンタルケアも必要な分野では、低層で緑地が多いことはとても重要な要素といえよう（写真3、4）。

EHC—Dの顔、レイ博士

EHC—Dは心臓外科医のウィリアム・J・レイ博士を中心に、米国環境医学財団の協力の下、一九七四年に設立された（写真5）。

現在、スタッフは六〇人以上いて、一〇人の医師の他に栄養学者、専門技術者、カウンセラー、看護師、サポートスタッフから成っている。

環境医学とは「健康と病気の関係には、環

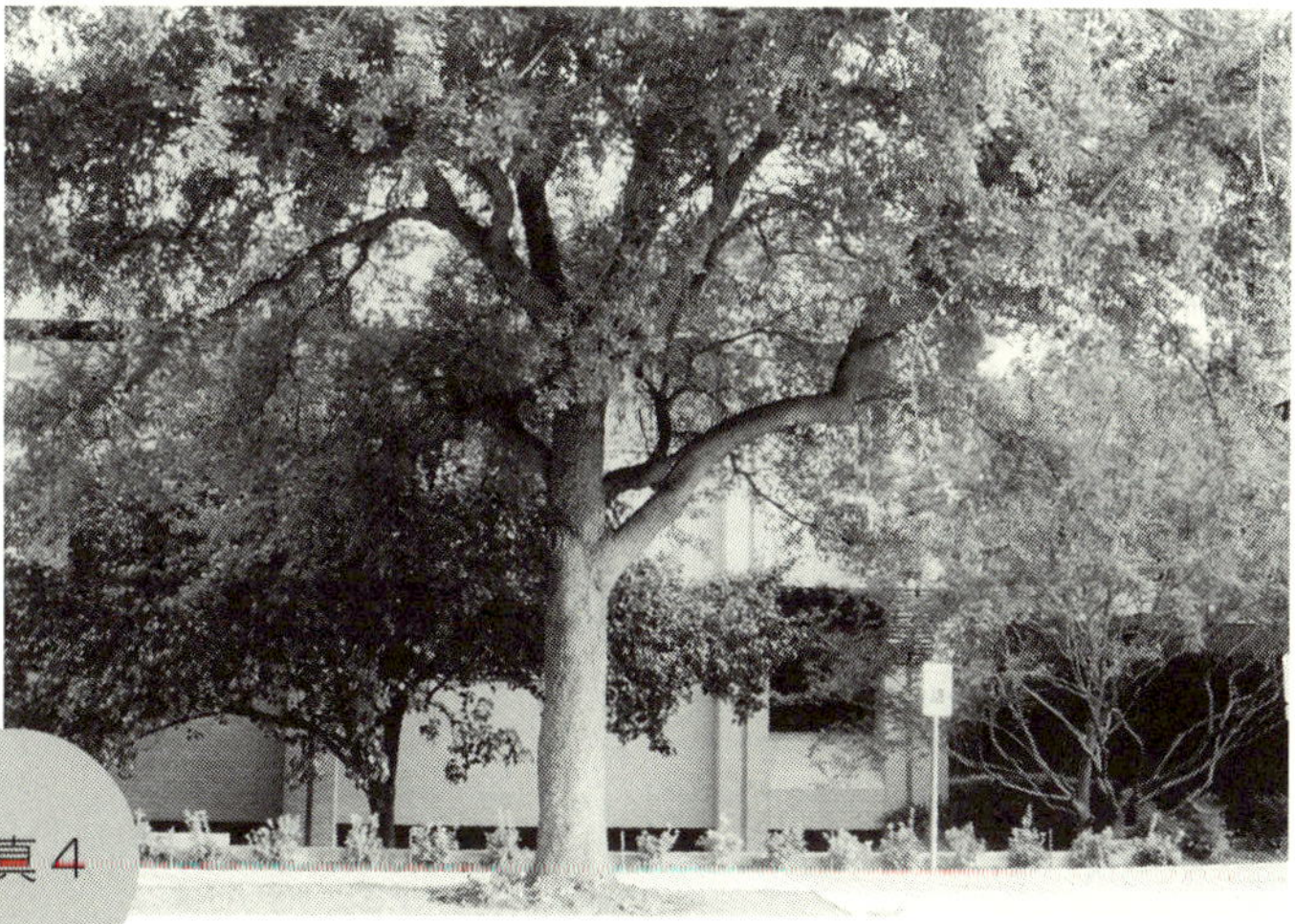

写真４

EHC-D 周辺は緑地もたっぷり

境要因が大きく影響している」と考える医学だ。現代社会において、多くの病気は家の中や職場に存在する様々な要因（因子）が関与している、と環境医学はとらえる。ここでいう要因（因子）には、自然界の物質もあれば合成化学物質もあれば、天候といった物質以外の因子もある。私たちが、食べる物、着る物、さわる物、等ほとんどの物は過敏症患者からすれば、健康に悪影響をもたらす引金役になる可能性がある。

どんなものが患者にとって誘発因子になるかは、患者によってまちまちだ。かび、だに、花粉、食べ物、ウイルスのような生物学的因子もあれば、鉛、オゾン、アルコール、殺虫剤、石油系合成物質のような化学的因子もあり、熱、音、電磁波、気候変動のような物理的因子もある。

そうした様々な誘発因子を日常生活から完全に排除することは不可能だ。そこでＥＨＣ―Ｄは、患者にとってどれが誘発因子なのか、そしてその誘発因子をどうコントロールすればいいのかを患者自身が知り、患者自らが対処するのを手助けすることがなによりも大切、ということを方針にしている。

設立者で院長であるウィリアム・Ｊ・レイ（William·J·Rea）博士は訪問当時（二〇〇三年）六八歳で、ケネディ暗殺事件の時、ケネディ夫妻と同じオープンカーに乗っていて撃たれたコナリー・テキサス州知事の銃弾摘出手術に加わった経歴をもつ心臓外科医だ（ケネディは病院に運ばれた時点でひん死状態のため銃弾摘出手術は行なわれなかった）。

環境医学は米国医学界の主流からややはずれた分野だ。心臓外科部門という医学の花形分野から環境医学にレイ博士がシフトしたのは、彼自身が化学物質過敏症に罹ったことと、多くの過敏症患者と接した体験が影響している。従来の西洋医学の手法では対処できない場面を経験したことが、レイ博士を新しい分野である環境医学の道に歩ませたのである。

ＥＨＣ―Ｄのある共同病棟の正面玄関を入り、エレベーターで二階にいくとＥＨＣ―Ｄの玄関がある。最初に目に入ったのは「no cell phone（携帯電話使用禁止）の表示板だ。大きくはないが落ちついた雰囲気の受付待合室にいくつか賞状が並んでいた（写真６）。見ると「一九九四年、オールタナティブ医学優秀パイオニア賞」「二〇〇二年　IWES（平等と正義のための国際女性連盟）最優秀男性賞」等の賞状だ。

ＥＨＣ－Ｄの受付女性（三人）の服の色は紫紺だ。日本では病院職員の服といえば白が一般的だが、ここでは看護師の服も紫紺だ。これが新鮮で清潔感があり、眼からウロコだった（写真７）。

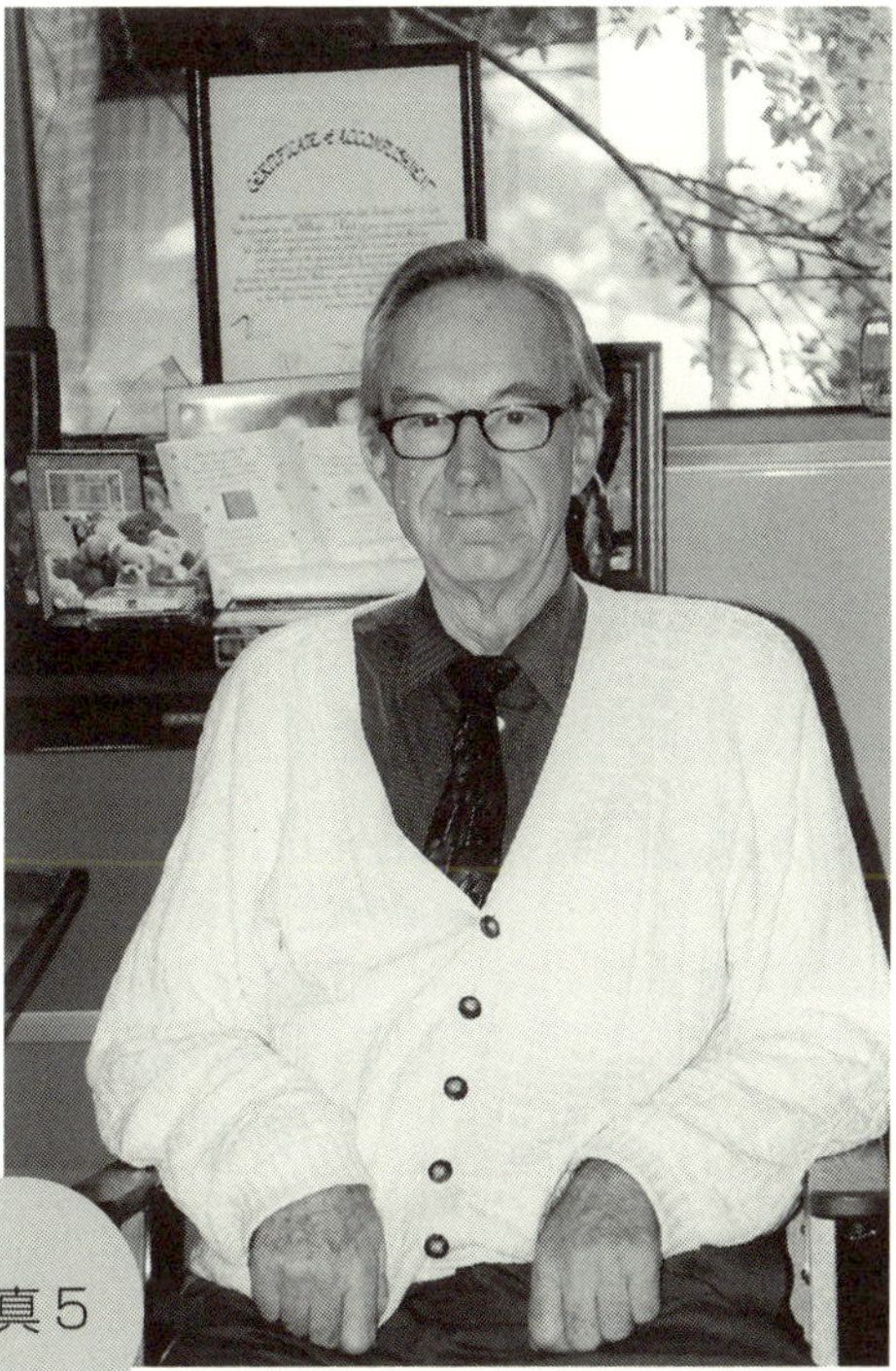

写真５
EHC-D 設立者で現院長のウィリアム・J・レイ博士

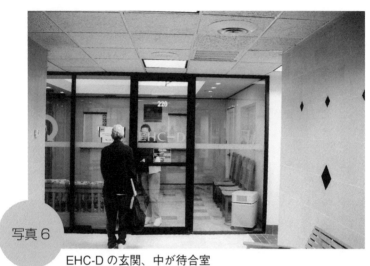

写真6

EHC-Dの玄関、中が待合室

まず匂い嗅ぎから始まる

病院内を取材する前に病院スタッフから〝検査〟を受けた。〝検査〟内容は私の身体を外から鼻を近づけて匂いを嗅ぐのだ。重度の過敏症患者は、患者やスタッフ以外の〝よそ者〟の存在に至ってナーバスだ。〝よそ者〟が発する匂いが曲者なのだ。頭髪につける整髪料、女性の化粧、香水、服に残った虫除け剤、前日使用した洗髪ムース、等私たちが日頃何気なく使っているものが過敏症患者にとって誘発因子になりうるのだ。新しい家具から発する塗料の匂いや新しい本のインクの匂いも誘発因子である。

ＥＨＣ－Ｄは主に化学物質過敏症患者を対象につくられた。電磁波過敏症の症状は

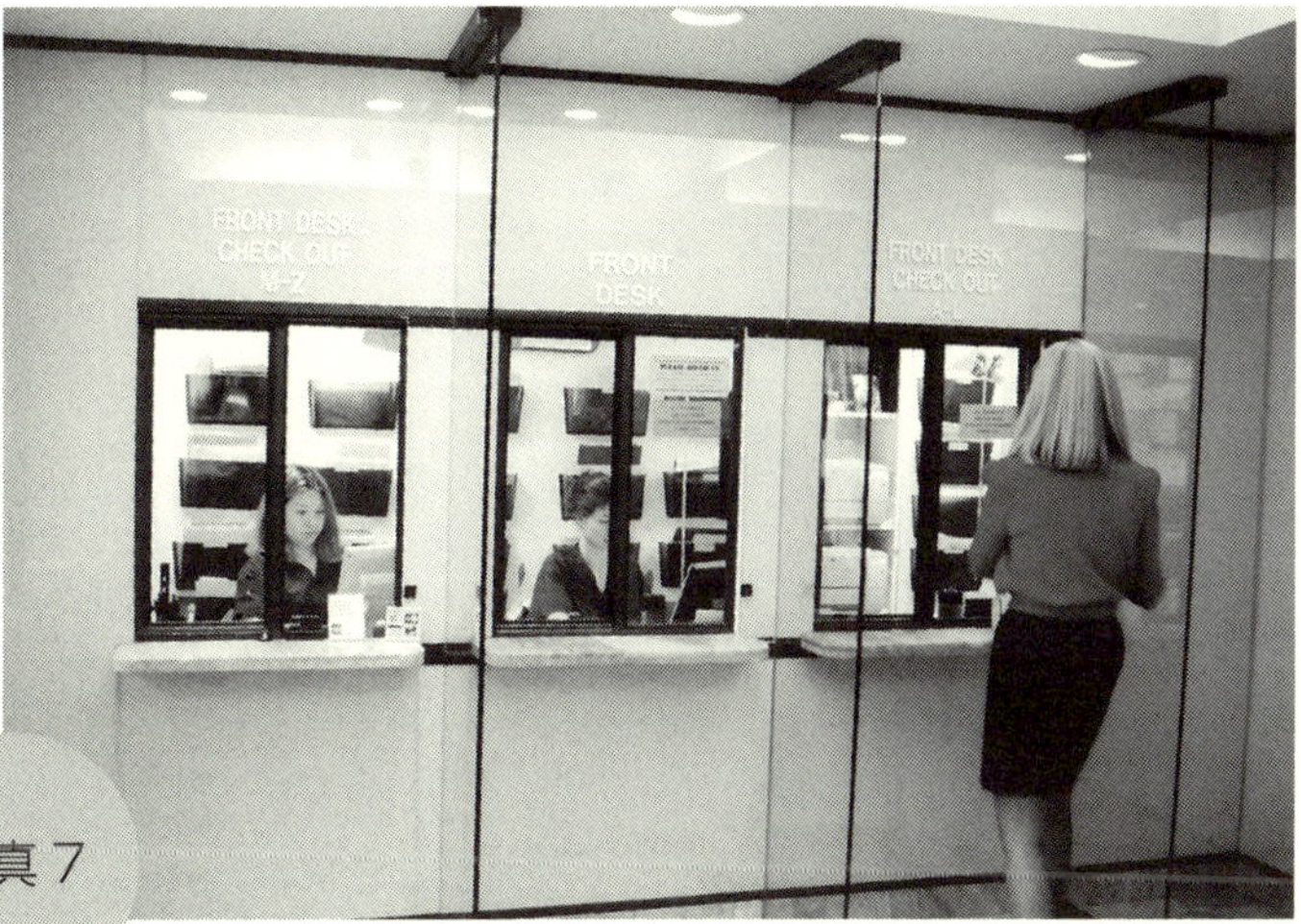

写真７　EHC-Dの受付

化学物質過敏症と酷似している。そして一人の患者が化学物質過敏症と電磁波過敏症を併発しているケースも多い。だから同じ過敏症として対処も共通のものが多い。

ＥＨＣ－Ｄが発行しているパンフでは、電磁波過敏症の症状として以下をあげている。

頭痛、慢性的感染症、めまい、関節炎、静脈洞炎《とうえん》、筋肉痛、花粉症、消化不良、湿疹《しっしん》、じんましん、下痢、便秘、大腸炎、疲労感、変則的発作、息切れ、むくみ、ぜんそく、うつ、血管炎、気管支炎、不整脈、学習障害、精神障害、記憶力低下、不眠症、知覚障害、胸の痛み、まひ、胃痛、皮膚障害、心因性のあざ、等。

ＥＨＣ－Ｄの外来設備はユニークである。

外来の過敏症患者を不快にさせないため、汚染物質（因子）とあらかじめわかっているものを極力排除する建築設計になっている。

家具：素材は汚染物質の放出がなるべく少なくなるような「分子の分解度が低いもの」を使った家具。具体的には金属製か木製。プラスチック製や合成の家具は使わない。

床：「テラゾー」（terrazzo）という細かく砕いた大理石にセメントを混ぜて固め、表面を磨いてつや出しした素材の床を採用。

椅子：家具同様金属製か木製。

戸と窓：ガラス製。

壁と天井：不活性（他の物質と反応しにくい）な磁器タイルで表面加工されている。また床や壁の内部に鉄が張ってあり、電磁場をカットしている（写真8）。

照明：白熱灯を多用している。蛍光灯を使う場合は、鉄をまぶしたガラスカバーで保護し、電磁波をカットしている。白熱灯は蛍光灯に比べ電磁波放出は少ないが、安全性を高めるため白熱灯でも鉄をまぶしたガラスカバーをつけて、電磁波カットに努めている（写真9、10）。

空気：空気清浄機で濾過した空気で換気している。

水：濾過器を通した水を使っている。

その他：施設のすべての部分で、花粉、かび、電磁波、空気中のラドンガス（注）など身体に良くない要因を除去する設計になっている。

（注）ラドンガス：ラジウム元素が崩壊することで発生する有害な放射性ガス。空気中に微量だが含まれるが、一定の濃度になると、タバコに次ぐ肺ガンの原因物質であるため、スウェーデンや米国などでは重要な環境悪化要因として扱われている。

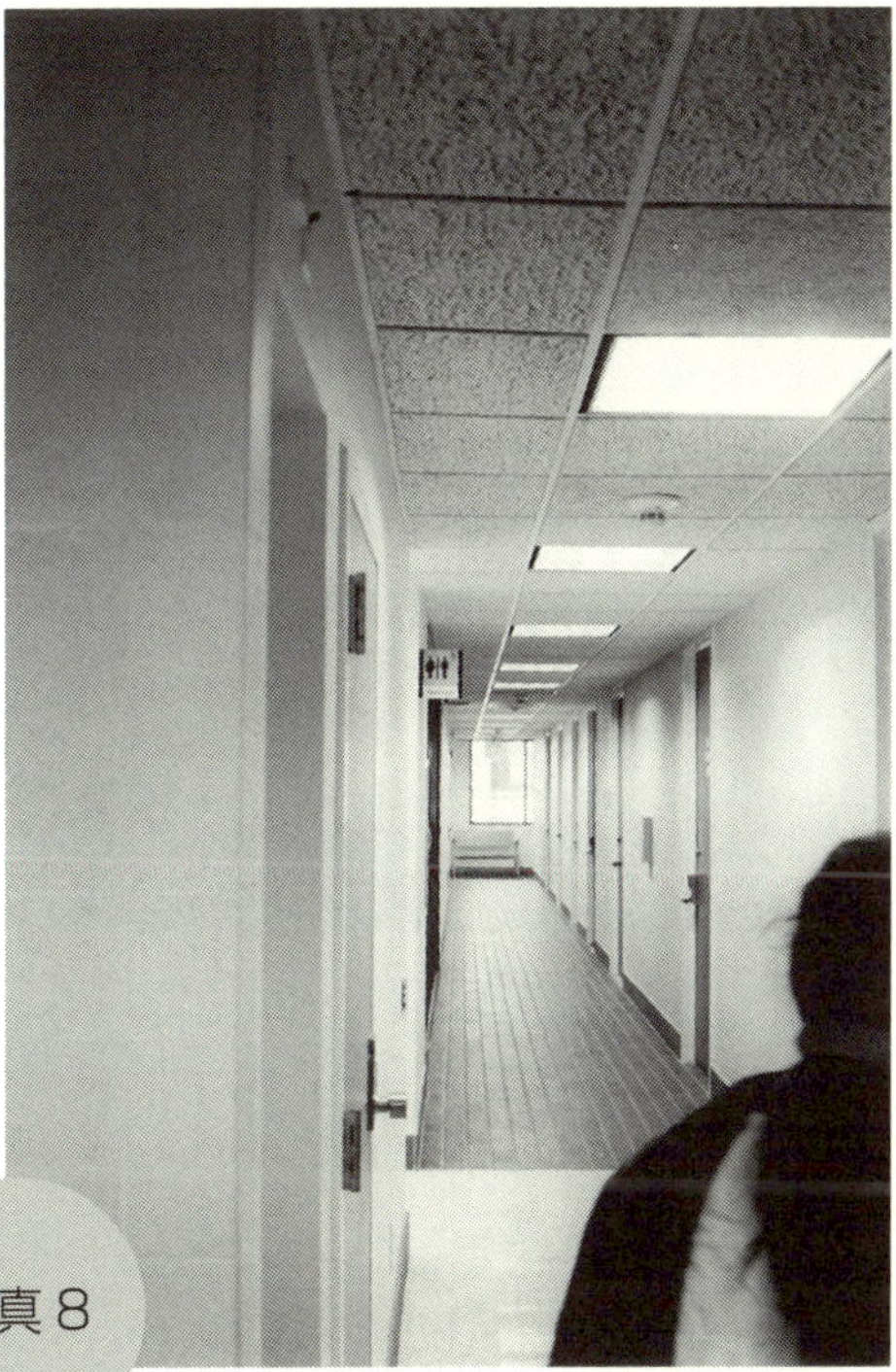

写真8

EHC-D内の廊下、壁も天井も証明も患者に配慮して作られている。

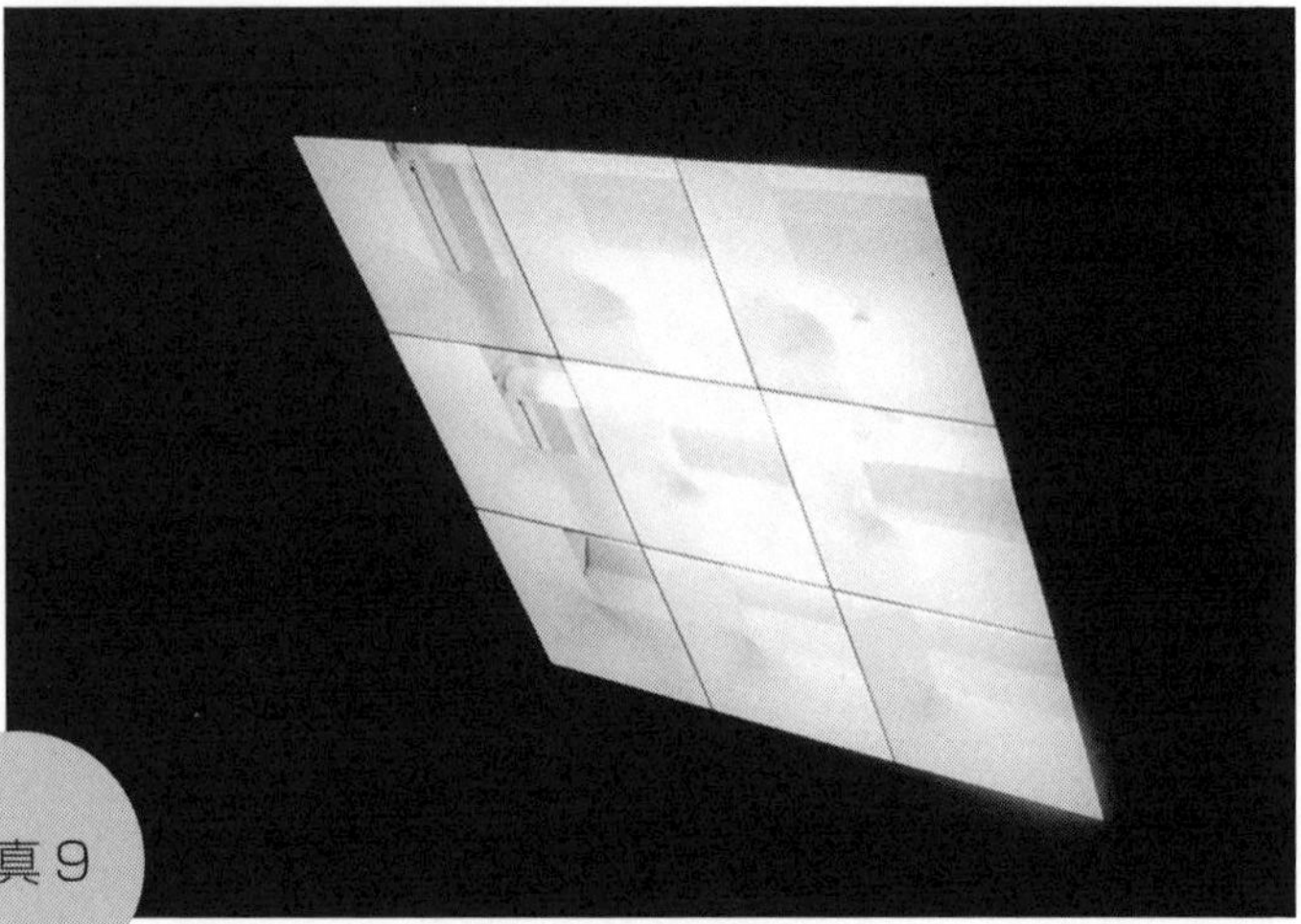

写真9

蛍光灯はあまり使わず白熱灯を使う

過敏症発症の原理

私たちの身の周りには様々な誘発（原因）物質や因子が存在し、心と体の健康を害する要因として作用している。このような誘発物質や因子に対し、私たちの身体は体内に自律神経系や免疫機能や解毒機能を備え、健康を維持するために常に〝闘って〟いる。しかしこうした誘発物質（因子）に対する適応能力には限度があり、その人の適応能力限度を超えた量の誘発物質が体内にとりこまれると、身体は〝悲鳴〟をあげ拒否反応を示す。これが過敏症症状だ。

同じような拒否反応に中毒やアレルギーがある。過敏症症状と中毒・アレル

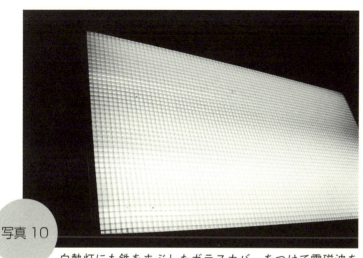

白熱灯にも鉄をまぶしたガラスカバーをつけて電磁波をカット

ギーとのちがいはどこにあるのか。その指標は誘発物質（原因物質といっても同じだが）の量があげられる。たとえば薬物中毒やアルコール中毒は一定量を超えると一〇〇％近く人間は中毒症状を起こす、ところが過敏症の人は千差万別で同じ量を与えても出る人と出ない人がある。誘発物質の種類もまちまちだ。症状の出方も人によって様々だ（第６章、図4、一八六ページ参照）。

その人の体質によって出方がまちまちという点では過敏症はアレルギーに近い。しかしアレルギーは免疫機能の異常という形で明確な結果となって出る。ところが過敏症の場合は主に自律神経障害の様相を呈するため、諸検査では反応として出ない。そのため検査上は〝健康〟扱いされ、「心の病気」か「気にしすぎ」と医師から判断されやすいのである。

誘発物質や因子は、物理的なもの、化学的なもの、生物学的なもの、と三つに分類できる。それを図解したのが「図1」だ。電磁波（EMF＝電磁場は電磁波と同義）は物理的なものに入る。身体全体の負荷（トータル・ボディ・ロード）許容量は人により様々である。トータル・ボディ・ロードとは、身体内の誘発物質・因子の総量を意味する。この全体の許容量を超すと現われるのが過敏症の症状である。

その人があとどの位で過負担（オーバーロード）となり、「タル」（許容量）からあふれだし過敏症症状を呈するかは誰にもわからない。「私は過敏症でない」と思っている人がいつ発症するかは〝神のみぞ知る〟である。ふつうは化学物質や電磁波を大量に被曝した時にあふれ出す。一度あふれるとほんのわずかの量で過敏症症状を呈する。極低周波電磁波であればわずか〇・三ミリガウスで発症する人もいる。

化学物質を大量に摂取して起こる化学物質過敏症患者のほうが電磁波過敏症患者より多いのが通例だが、はじめに化学物質過敏症になり、過負担（オーバーロード）の状態のため電磁波にも過敏になるのもこの原理で説明できる。ただし、化学物質過敏症患者が電磁波過敏症を併発していても自覚していない人がとても多いのが実状だ。

図1　過敏症の原理

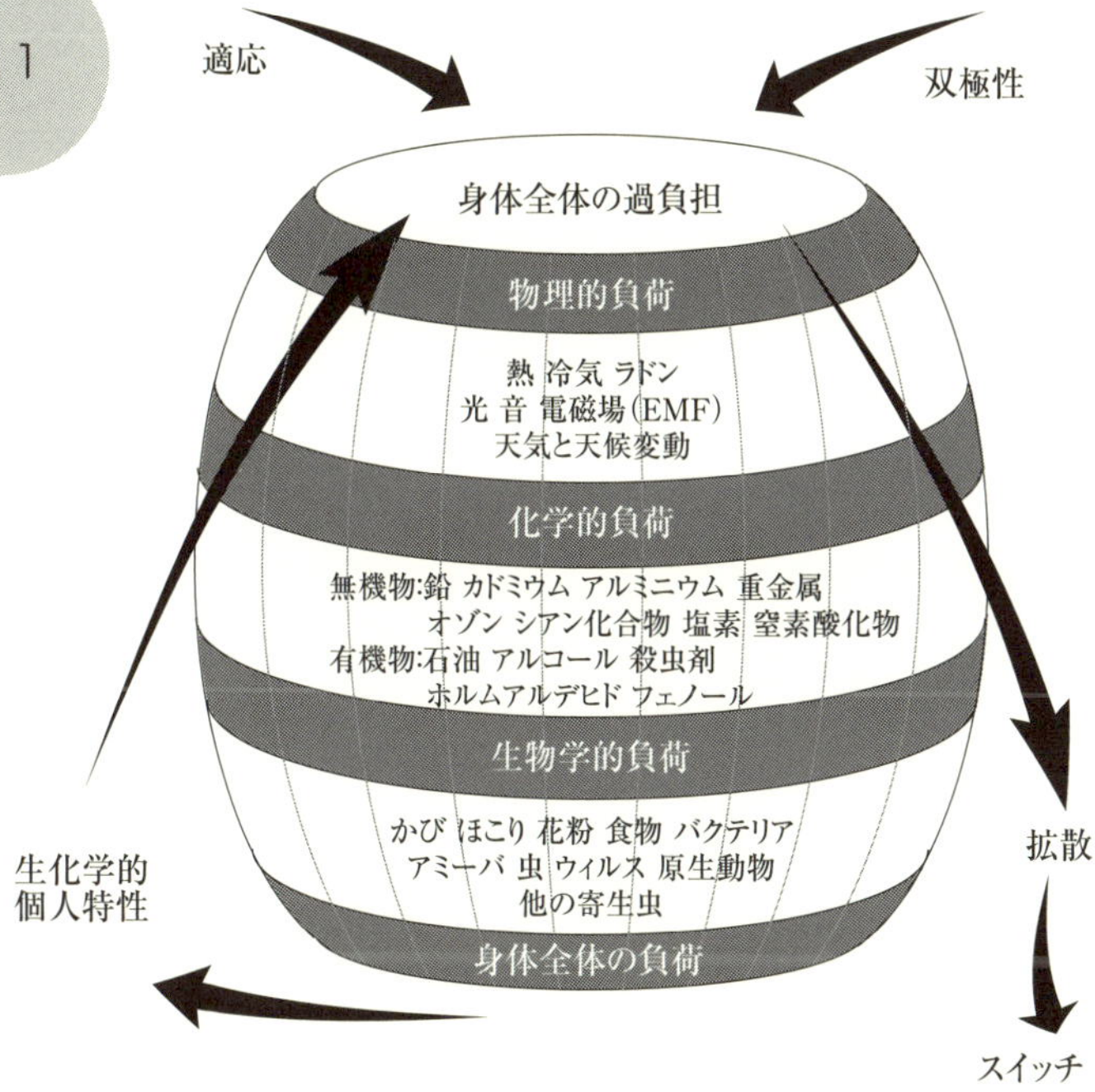

身体全体の負担　……ストレスの総量。トータル・ボディ・ロード
身体全体の過負担……その人の耐え得る負荷量を超えること(発症する)。

適応　……誘発因子に対して、身体が自律神経系、免疫系、内分泌系の作用で恒常性の維持(ホメオスタンス)を保とうとすること。
拡散　……過敏症の症状が悪化すると、身体の抵抗力が弱まり、ほんのわずかな誘発因子でも症状があらわれるようになる。そして、それまで出てこなかった部位にも影響が出て新しい症状が出たり、当初と別の周波数の電磁波や化学物質、低周波音等にも"拡散"して反応するようになること。
スイッチ……拡散と似ているが、それまででていた部位や症状が全く別の部位にもたらされ、新しい症状が出るといった大きな反応変化の現象をさす。
双極性……安定を保とうとする「適応」と、症状がふり戻して出る「離脱」という「相反する反応」があらわれること。

このメカニズムの原理から言えることは、過敏症は決して特殊な体質の人に起こるものではないということだ。健康と思っている人にも起こりうる。もちろん、アレルギー体質の人に多く出やすいのは事実だが。

ＥＨＣ―Ｄの治療のしかた

ＥＨＣ―Ｄの治療方針は「人は一人ひとりみな違う。ある人の病気の原因や症状は他の人とまったく異なっている。だからある患者に対して、生化学や栄養学や環境条件の観点から総合的に診断評価し、その患者の特徴点を情報として蓄積し、その患者に適した治療プラン（計画）を作成し、治療にあたる」というものだ。

実際の対応は言葉で表現するほどかんたんではない。日本の大学病院や大病院は「三時間待ちの三分診断」と言われるほど、長く待たされる割に診察はあっという間に終わる。これでは「患者一人ひとりを丁寧に診察して、その患者に合った特別の治療方法」など望むべくもない。

だが、化学物質過敏症患者にしても電磁波過敏症患者にしても、一般的な中毒患者やアレルギー患者とちがって検査では反応が出にくい。そのため、「どんな化学物質で、どの位の量で反応するのか」「どんな周波数の電磁波で、かつどの位の量で反応するのか」「症状の出方はどうなのか」「複合汚染の状態なのか」「どういう生活環境、職場環境にあるのか」「どんな食事をし、どんな過ごし方をしているのか」等々、一人ひとり皆違っているし、答えの引き出し方もかんたんではない。したがって対処方法は皆違って当然だ。そのことをＥＨＣ―Ｄでは実践している。

具体的に見ていこう。

ＥＨＣ―Ｄでは初診の外来患者に対して、医師は患者の病歴をさかのぼって把握するため、問診とカルテ内容掌握から始める。日本の病院とちがい、カルテが総合化、履歴化しているのが米国の特徴だ。

次に患者に対する全身にわたる身体検査を行なう。ケースに応じて、尿検査、血沈速度のＣＢＣ（血球計算値）、甲状腺と腎臓の検査、免疫グロブリン（血液中の蛋白質成分の一種）・Ｔ＆Ｂリンパ球パネル・ビタミン・ミネラル・アミノ酸のそれぞれの分析、便検査、抗原抗体複合測定検査、動脈圧、血管血流検査、肺機能検査、スキャン（走査）、等の検査をしてその患者の誘発物質、誘発因子（原因物質、原因因子）の特定化を行なう。

それ以外に、花粉、かび、食物、金属、ウイルス、テルペン（植物精油中に含まれる芳香のある液体）、すす、化学物質に対して反応するかどうかを判定するための皮膚検査も患者の希望に応じて行なう。

こうした徹底した検査および分析の結果と、患者の過去の病歴や現在の生活・職場環境を照らし合わせて、その患者に見合った治療プランをそれぞれの分析スタッフや栄養学者を混じえたチーム討議を経て作成し、担当主治医から治療プランが患者に示される。その時、これが重要なのだが、分析内容、検査内容、患者の特徴、今患者の状況はどうなのか、を患者自身に伝え、患者が自分の病気の状態を客観的に把握し、患者が主体的に治療に入れるようにする。

治療プランができたら次に具体的に治療に入る。まず、すでに有害であることがわかっているものは患者周辺から排除する。代表的な有害物質とは重金属（鉛、水銀、カドミウム等）や農薬・殺虫剤等の類だ。ＥＨＣ―Ｄの設備はその点十分配慮されている。問題なのは患者の自宅や職場の状態だ。いくらＥＨＣ―Ｄで配慮しても、外来患者がＥＨＣ―Ｄから出たとたん、有害物質に取り囲まれていたらなんにもならない。そのためには、患者自身がなにが有害なのかを自覚しなければならない。医師が検査結果等を正しく伝え、患者自身が自己の状況を客観的に把握することの重要さはそこにある。

次に、患者の症状を引き起こす引金役である誘発物質（原因物質）あるいは誘発因子（原因因子＝必ずしも物質とは限らない）を合理的に回避することだ。誘発を引きおこすものは化学合成物質もあれば自然界の物質もある。気候変動のような物質でなく因子の場合もある。これを完全排除することはできない。だから合理的に〝回避〟することが必要なのだ。例えば低気圧の天気状況が誘発因子となる患者がいる。この場合、低気圧（たとえば台風）を排除することは人力では不可能なことは説明するまでもないであろう。

次に食餌療法がある。病気と栄養の関係は深い。栄養バランスが悪いと病気にかかりやすいのは自明だ。食事により栄養摂取が十分な人はいいが、患者によっては特定の栄養分摂取が難しいケースもある。この場合は栄養補給品（サプリメント）の摂取が必要だ。

オステオパシーやマッサージ療法も患者によっては採用される。オステオパシーとは整骨療法のことで、病気の原因を身体構造の統一の欠陥に求め、その修復によって病気の治療をはかる療法だ。

患者によっては免疫療法、外科手術、薬物療法も採用される。免疫療法とは、対症療法ではなく、誘発物質と根本から対応できる身体にするため、誘発物質や誘発因子を含む特別なワクチンを患者に接種し、患者の免疫システムを改善させる療法だ。

外科手術や薬物療法の採用というと反発する読者がいると思うが、たとえば過去に骨折して金属を身体に補強で入れている患者がいる。その場合、身体内の金属が帯電するため電磁波過敏症の原因となっている場合がある。その場合は外科手術で金属を別の素材に

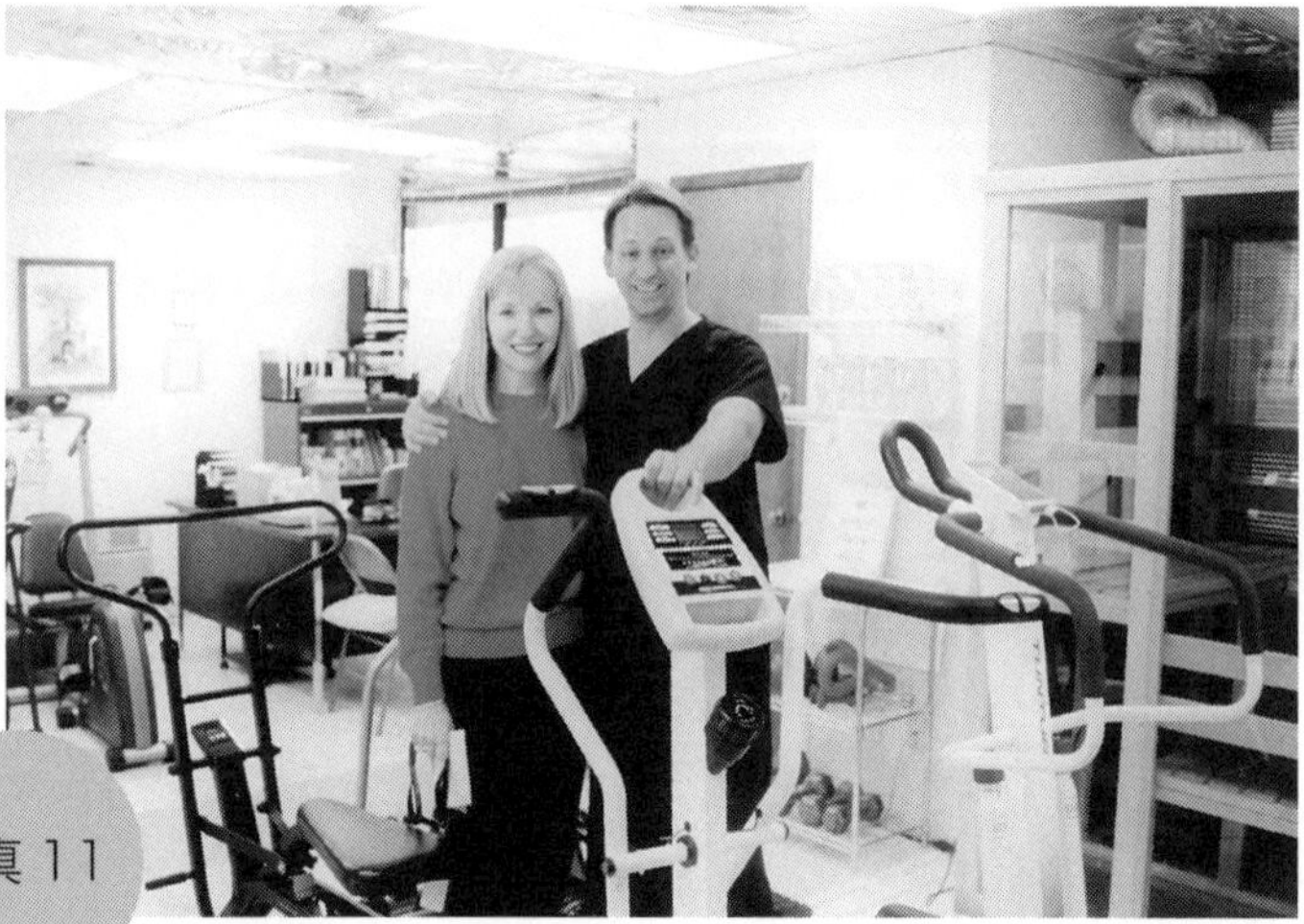

写真11

室内運動ルーム。右はレイ院長の息子のティム、左はレイ院長の秘書

かえる必要が出てくる。薬物療法も同様で、患者の自律機能では回復できない場合、薬物療法を行なう。しかしEHC—Dは極力外科手術や薬物療法に頼らないですむ措置を優先している。心臓外科医のレイ博士のたどり着いた先の環境医学の真骨頂がそこにある。

過敏症患者は新陳代謝機能が低下し、血流もスムーズでないので、運動が大きな治療効果をあげる。EHC—D内には室内運動器具を配したルームがある（写真11）。

身体のエネルギーバランスを回復するため東洋医学の気功療法や心理学カウンセラーの採用が治療メニューに入っている場合もある。

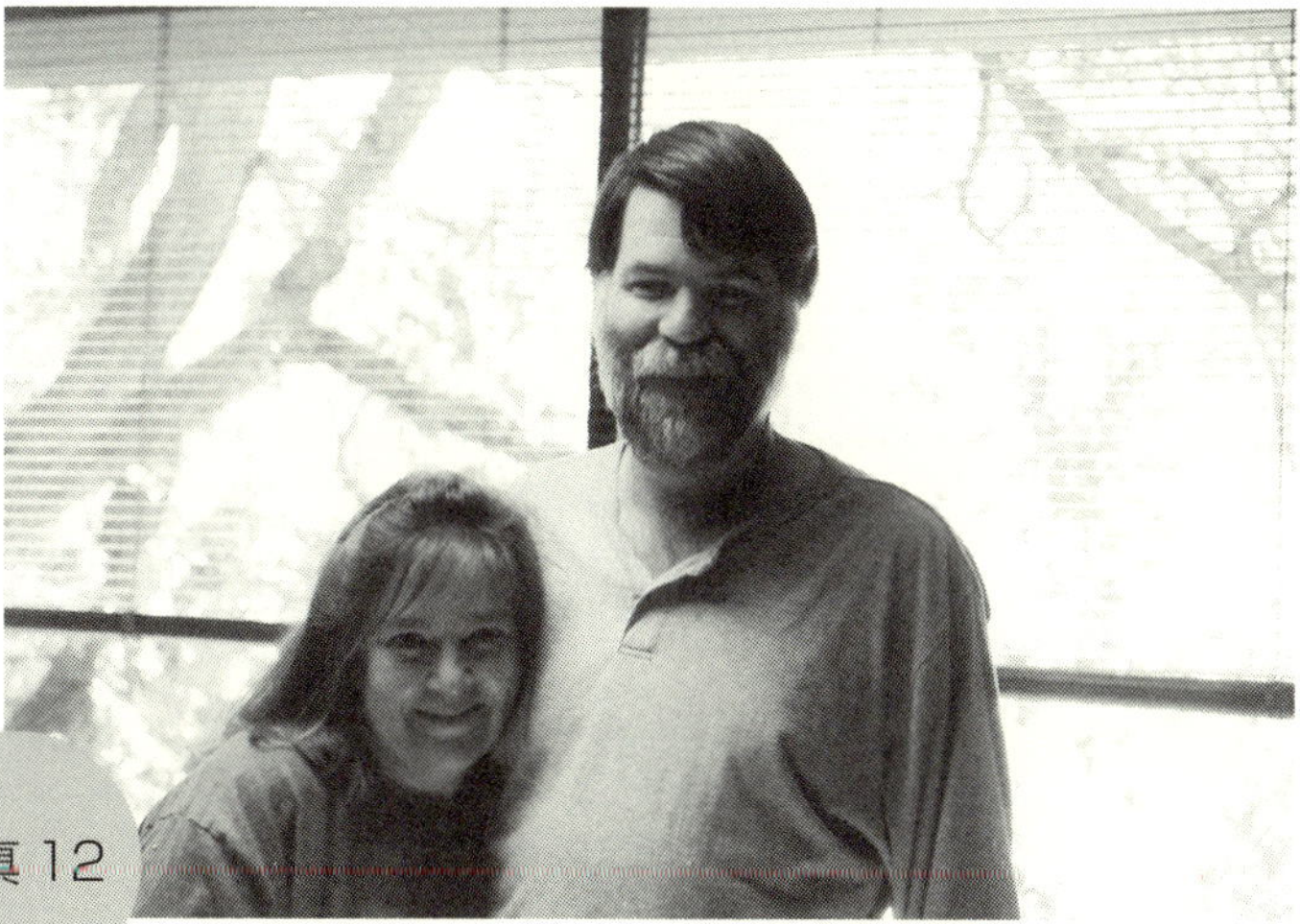

写真12

ES患者のベアトリックさん（左）と夫の獣医（夫は健康）

また解毒療法としてサウナ風呂も効果が高く、ＥＨＣ―Ｄ内にサウナ施設がある。

ベアトリックさん（患者）の症状

ＥＨＣ―Ｄ内では患者を直接撮影しないよう注意されていたが、唯一の例外として患者のベアトリック・コーンフィルさんを紹介された（写真12）。

ベアトリックさんはネバダ州の米海軍基地に勤務する四七歳（二〇〇三年当時）の野生生物学者だ。出身もネバダ州で、夫は獣医で基地とは無関係の一般人である。

ベアトリックさんは基地に一六年間勤めているが、勤めて間もない一九八六年から疲れやすくなった。基地に勤めるまではそういうことはなかった。勤務歴が長くなるにつれて疲労感は強まり、勤めてから一〇年経った一九九六年頃には一日に半分働けるのがやっとという状態にまで悪化した。

症状は、頭痛、吐き気（実際吐くこともある）、下痢、一時的記憶喪失、急に汗をかく、急に怒りっぽくなったかと思うと、逆に疲れやすくなるといった身体状況の急変が特徴だ。こうした健康状況や性格変化、体質変化は基地に勤める前はなく、勤務してからどんどん悪化したので、なにか基地局勤務と関係していると彼女はずっと考えてきた。

ベアトリックさんの勤務するネバダ州の海軍基地は九二一人しかいない小さな基地で、彼女は野生生物学者なので電気もつけず、外で寝ることが多かった。彼女からすれば、そうした生活の方が性に合い、ストレスの少ない快適なものであった。それなのにそうした症状に陥ったので何か外的要因があるはずだと彼女は考えた。海軍なのでたまに海上で艦船に乗る機会もあったが、あまりにも乗る機会は少ないので、それが原因とは思えなかった。

健康検査では異常はなく、判定結果は正常と出た。しかし夫も彼女も科学者なので科学的で合理的な理由を知りたいと思い、電磁波研究で世界的に知られるロマリンダ大学のロス・アディ博士を訪ねた。そうしたら、ロス・アディ博士から「レイ博士がその道では一番詳しい」と紹介され、テキサス州のＥＨＣ―Ｄまで来たのだ。ちなみにロス・アディ博士は、アポロ計画（人類月面着陸実現計画）に生理学面で貢献した元ＵＣＬＡ（カリフォルニア大学ロスアンゼルス校）脳研究所の宇宙生物学研究所長を務めたことがある人物だ。

レイ博士はいろいろ調べた結果、その基地が海軍レーダー基地だったことから、レーダー電磁波が彼女の健康障害の原因の一つではないか、と判断した。また基地周辺の、水や土壌中からウラン、砒素、水銀が検出されていることから、電磁波と化学物質による複合汚染による過敏症と判断した。性格変化や体質変化は神経組織（とくに自律神経組織）のダメージからきていると思われ、農薬等の化学物質とレーダー電磁波が神経組織にダメージを与えた、とレイ博士はみている。

ベアトリックさんは、今では携帯電話中継基地局タワーから出る微弱な電磁波（高周波）も感じる。しかし蛍光灯（極低周波）には反応しない。

レイ博士の診断をもとにベアトリックさんの夫は米軍に「妻にこんな症状が出ていることを知っているのか」と電話で尋ねたが、軍はそうした主張を一切受けつけなかった。しかし軍関係病院である「ウォーター・リード陸軍病院」に、ベアトリックさんと同じ症状の患者がいることを夫妻は突きとめた。その病院を通じてロス・アディ博士の存在を知り、レイ博士にたどり着いたのだ。

人工衛星も感知する鋭敏さ

ベアトリックさんの症状は悪化し、一時は本も読めない位の状態に陥った。その頃は極めて微弱な電磁波に反応し、偵察機や人工衛星が天空を通過するのも察知したという。偵察機はスパイ用で超高空を飛行し、音もせず、ふつうの人には全くわからないが、彼女は感知した。

基地には九二一人勤務していたが、彼女と同じような症状の人は他にいなかった。その理由として、彼女は野生生物学者であり、外にいる時間が他の人より多いという任務の特殊性の結果、それだけレーダーを浴びる時間が長かったこと、そして生理学的に女性は男性より一般的に発汗しにくいので解毒能力がその分低いこと、とベアトリックさんは分析している。

その後いろいろ調べた結果、ベアトリックさんと同じような症状の人がワシントンＤＣにもいた。その人も軍勤務で外で仕事をする人だった。

重症時のベアトリックさんは、サウナで華氏一五〇度（摂氏六五度）の中にいても六日間汗が出ず、七日目にようやく汗が出た。発汗は解毒作用があるのでサウナが治療として使われるが、「彼女は自律神経組織がやられているため汗をかかなかったのだ」とレイ博士は説明した。

重症状態でEHC―Dに来院したベアトリックさんの治療は、まず汚染の少ない状態に置いて過ごさせ、食べ物は有機系のものにし、化学物質や食品添加物の入った食事は徹底的に避ける生活にさせた。空気も清浄器つきの空気、水も同様、またカビには特に気をつけた。一方で抗ヒスタミン系の注射で体内を中和させ、栄養補給のため静脈注射を打った。また、免疫力を高めるため免疫療法注射を打ち、エネルギーバランスを回復するため気功療法も採り入れた。頭から足の先まで〝気〟を入れることでエネルギーバランスをよくするためだ。身体内に帯電した電気を抜くため、地面にあぐらをかくとアース状態が生まれ、気持がよくなった。この場合、アスファルトやコンクリートではだめで草や土の地面でなくては効果はない。はだしで歩くのもよかった。

面白かったのは、ベアトリックさんは雷がとても好きだという。「雨が降る前の雲が垂れ下がった状態はだめなのだが、その後の落雷と雨の時は気分がとても良い」そうだ。

歯の治療もした。虫歯治療で水銀化合物（アマルガム等）を詰め物（歯補塡剤）として使うと電磁波過敏症には悪いことは知られている。そこで詰め物をとる治療を現在行なっている。二酸化チタニウムがかわりの補塡剤としていい場合もあるが、これも患者によっては良くないケースもある。だから彼女に合った治療を慎重にすすめているということだ。

こうした一連の治療で来院当初の状態からすると随分、元気は回復したし、特に心理的な回復が顕著だ。

私の見た感じでは彼女はよく笑い健康そうに見える。ベアトリックさんは「ＥＨＣ―Ｄで三カ月加療してもらった後、ネバダに帰る」と優しそうな夫に抱かれながら明るく答えた。

レイ博士にインタビュー

レイ博士にＥＨＣ―Ｄについてインタビューした内容を紹介する。

――いつ頃から電磁波過敏症の治療に取組んだのですか？

レイ：一九八〇年からです。ご承知のように当院は一九七四年に開設され、主として化学物質過敏症患者を治療してきました。電磁波過敏症に注目するようになったのは、一九八〇年に当院にきた患者がＣＳ（化学物質過敏症）でなく、電磁波に過敏に反応したためです。

その患者は化学物質でなく、テレビやコンピュータや配電線から出る電磁波に明らかに反応した。それでＥＳ（電磁波過敏症）の存在を認識したのです。最近の患者の傾向としてＥＳが確実に増えています。

――ＥＨＣ―Ｄには、一日何人くらいの患者が来院しますか。

レイ： ＣＳは一日約五〇人、ＥＳは一日二～四人です。一九七四年の開院以来、延べでＣＳは約三万人、ＥＳは約一五〇〇人来院しています。

――ＥＳの症状はどのようなものですか。そして治療はどのようなことをしていますか？

レイ： 症状としては記憶混乱、頭痛、筋肉痛、一時的記憶喪失、不整脈、皮膚の湿疹などで、いちいち挙げていられない位多種多様です。ＥＳはＣＳを併発している場合が多いので、電磁波だけでなく、同時に化学物質も避けることが治療上、大切です。特に食物に注意することが大切です。なるべく患者にとって刺激がないものでオーガニック（有機食品）な食物を選ぶといい。水にも気をつけること、栄養にも気を配ることです。重い患者の場合は身体を中和する注射が必要です。静脈注射で栄養摂取する場合もあります。特にミネラルの補給が患者には大事です。金属も帯電しやすいので要注意で、骨折で身体の中に金属を埋めているとＥＳになりやすい。サウナやマッサージや気功療法も当院は採用しています。

――ＥＳとＣＳの違いは症状としてあるのですか？

レイ： 症状的にはよく似ています。ＥＳはほとんどがＣＳを併発して出てくる場合が多いです。それに比べCSはそれ単独で症状が出るケースが多いといえます。もちろんESを併発している場合もありますし、本人はCSしか自覚していないが、当院でESを併発しているのに気づく場合も少なくありません。

――レイ博士自身は過敏症ですか？

レイ：私はCSです。ESではありません。

――全米でES患者は何人くらいいると思われますか？

レイ：調べていないのでわかりません。数が増えているのはたしかです。

――スウェーデンではES患者は推定で二万人〜五万人、と報じた海外記事がありますが。

レイ：全スウェーデンで五万人ですか。それは随分少なく見積もっていますね。私はもっと多いと思いますよ。

――ESの予防としてどんなことが必要でしょうか。

レイ：私は携帯電話が一番問題だとみています。携帯電話は直接頭につけないでイヤホンなどの装置を使うことです。テレビは高い位置に置いてみるようにすると被曝量は減ります。メタルスクリーン（シールド用に金属をこまかくまぶしてガラスに混ぜたもの）をテレビ画面の前につけるのもいいです。これはパソコンでも同じです。白熱灯は蛍光灯より被曝量が少ないので照明にはおすすめです。白熱灯にもメタルスクリーンをつけるといい。パソコンの場合、後側から強い電磁波が出るので後側にもシールドをつけるとか注意が必要です。パソコンはＣＲＴ（ブラウン管）より液晶の方が電磁波は少ない。でも液晶画面にもシールドをつけたほうがいい。電気製品ですとワイヤー（コード）をねじったものがいい。電気配線はねじってあるとお互い反発し電磁波量が減ります。電気製品は電磁波の小さいものを選ぶといい。ホットカーペットは熱くなると化学物質が揮発するので電磁波面でも化学物質面でも二重に良くない。電気毛布もホットカーペットと同じで二重に良くない。日本人はホットカーペットも電気毛布も使っているんですか。驚くね。私は絶対使わないし、私の周りの人は誰もあんなものは使わないよ。

――「電磁波で特定の人から狙われている」という相談を私はよく受けるのですが、このことをレイ博士はどう思われますか？

レイ：私のところにも「隣人が電磁波でねらっている」とか「特定の組織が意図的に私に向けて電磁波をあててくる」という人が来ます。しかし狙われているという証拠はどこにもありません。ある時、国務省高官で「ねらわれている」という人が来たことがありましたがね。ねらっているというより電磁波を出すものがまわりに多いのでそう感じるのです。

――ＥＳか心身症かの区別が難しいケースもあると思うのですが、どのように区別するのですか？

レイ：当院にはＥＳか心身症あるいはノイローゼなのかを識別する測定装置があります（写真13）。どういうものかというと、電磁波をいろいろ周波数を変えて患者に照射します。その際、外部からの電磁波は一切遮断した部屋でブラインドテスト方式で患者に照射します。ブラインドテストとは患者に照射しているのか、していないのかを知らせないでテストするやり方です（盲検法という＝筆者）。ＥＳの患者は瞳の瞳孔が反応します。「自分は電磁波が原因で苦しんでいる」と思いこんでいるだけの人は反応しないのでＥＳではなく、心身症か別の病気と識別するのです（写真14）。

――米国ではＥＳ（電磁波過敏症）についてどのように考えていますか？

レイ：ＥＳについて米軍は認知しています。ＥＳが実在することは知っているが、どう対処していいかわからない、というのが本当の所です。

――ＥＨＣ―Ｄは世界的レベルで過敏症についてのネットワーク提携をしているということですが。

レイ：ＥＨＣ―Ｄには世界中から医師が研修にきます。スウェーデンのクジエル・ハンソン・ミルド博士（スウェーデンの著名な研究者で携帯電話の生体への影響等、数々の論文を

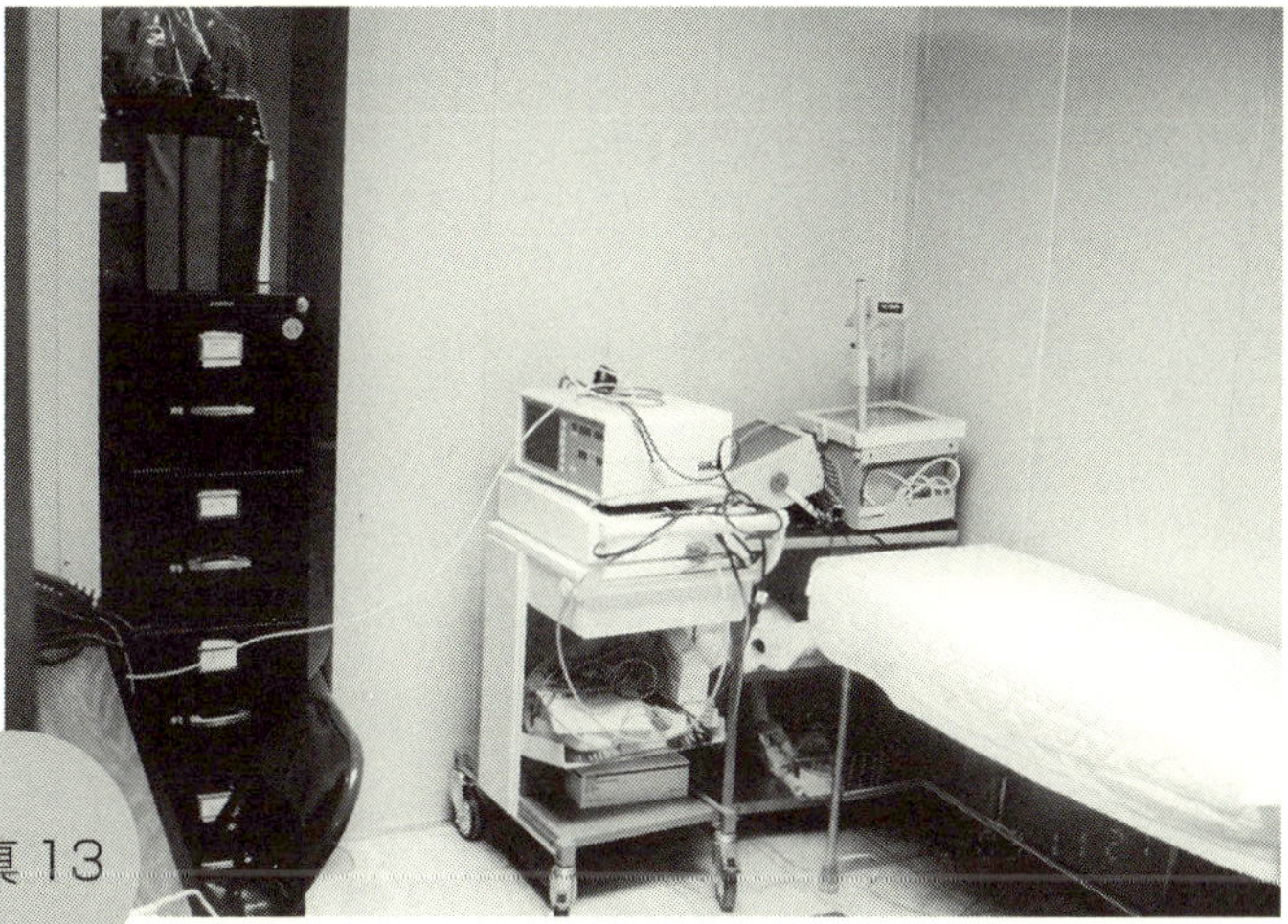

写真 13

このルームでどの周波数の電磁波に患者が反応するか、を検査する

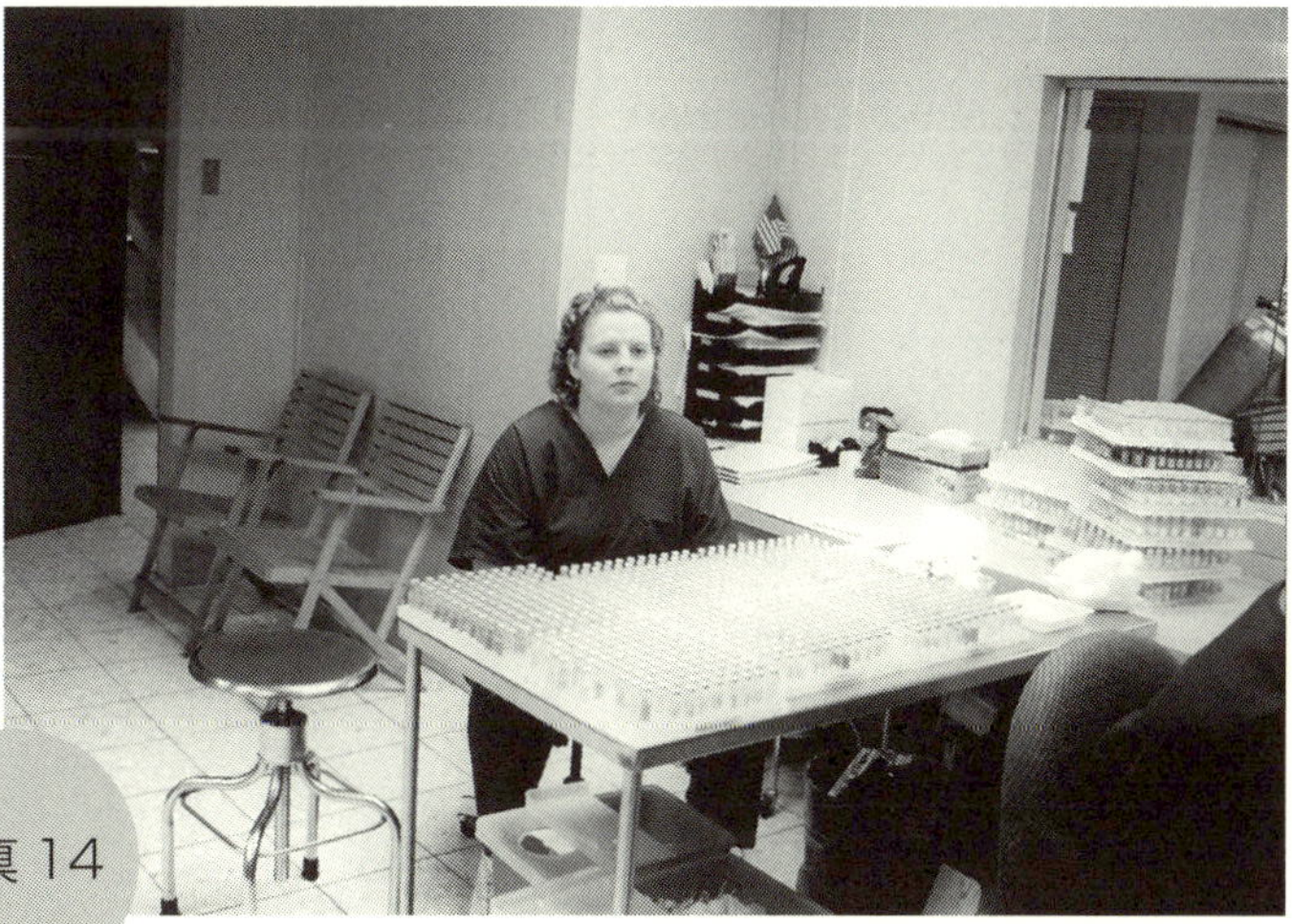

写真 14

EHC-D の検査室

発表している）とかイギリスのジーン・モンロー博士（イギリスの大学病院で過敏症対処の外来診察をしている医師）も来ました。また一九八一年から「環境医学国際シンポジウム」をダラスで開いており、今年（二〇〇三年）で二一回目です。日本からは今年、北里大学の坂部貢博士（北里研究所病院臨床環境医学センター部長）が来ました。北里大学からは今までに八人のドクターがきています。国際シンポジウムの目的は、各国のいろんな事例を交流し役立てることです。

内科医スパーロック氏

レイ博士と共同で医療行為に従事しているマーカス・スパーロック（Mercus Spurlock）内科医（写真15）から一時間ほどお話をうかがった。レイ博士は外科出身でスパーロック氏は内科専門なので、お互いの診断を尊重し合っている。

――どのような経緯でＥＨＣ―Ｄで働くようになったのですか？

スパーロック：ここにくる前はここから二マイル離れたリチャードソンという町でホームドクターをしていました。その前はルイジアナ州でエイズ患者を診ていました。難病の患者に接するうちに、私の中に従来の医療行為や医療知識では患者に対応できないというジレンマが生まれていました。そんな時、ＥＨＣ―Ｄで働くヘンリー先生の紹介でレイ先

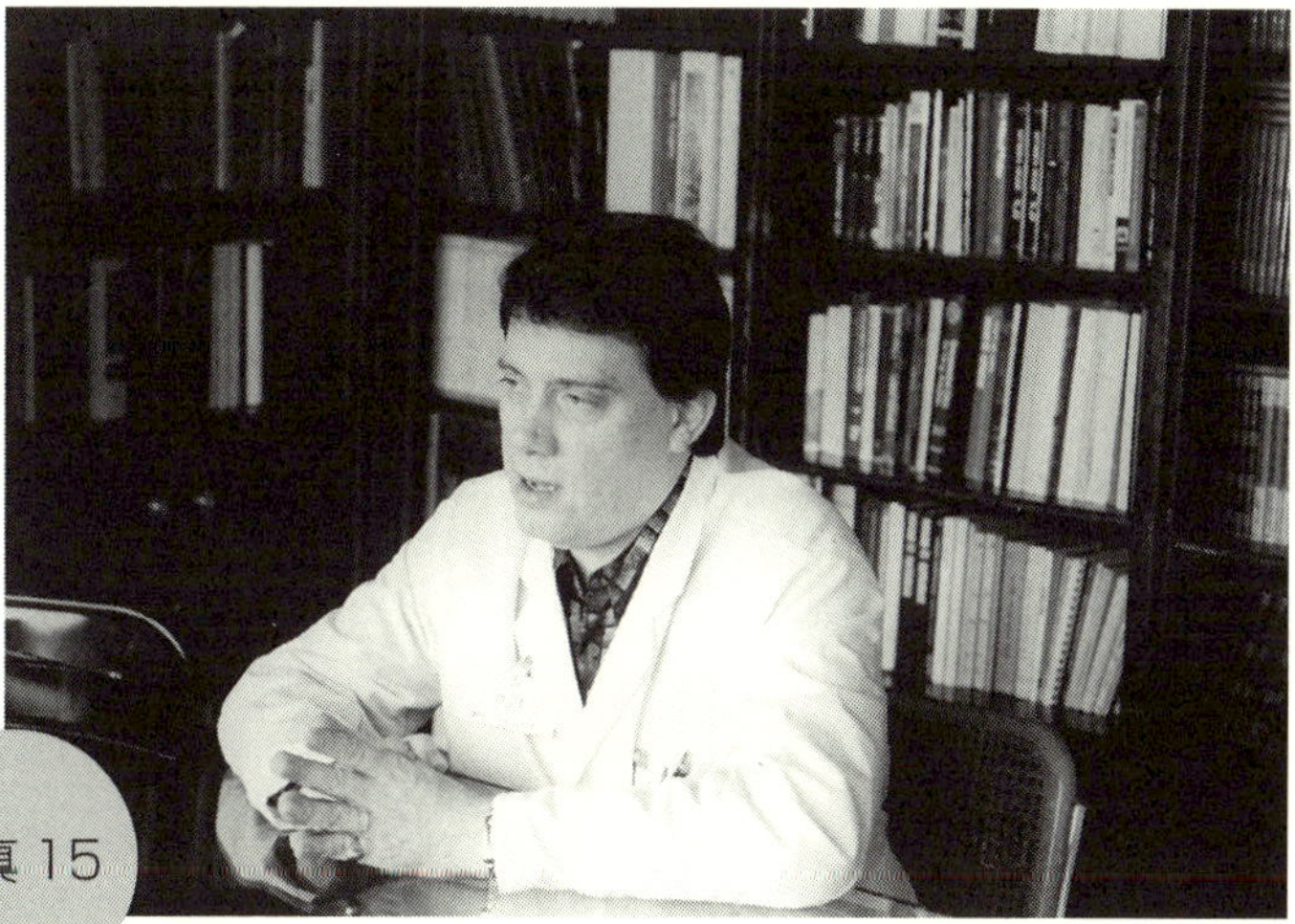

写真15
内科医スパーロック博士

生の所にくるようになったのです。ヘンリー先生は環境医学の医師で、ＥＨＣ―Ｄにパートタイマーで週二回来ている人です。ここにきてジレンマを解く鍵を見つけつつあります。

――スパーロック先生のご専門はなんですか？

スパーロック：私の専門分野は「慢性の痛み」にどう対処するか、という分野です。

――一般の病院ではしないが、ＥＨＣ―Ｄでは行なう、といったことはありますか？

スパーロック：環境医学は、家や職場に限らず患者に影響すると思われる要因はすべて追跡します。たとえばＥＨＣ―Ｄは、患者の家や職場で化学物質や電磁波をカットするような配慮がされているのか調べます。配慮されていないなら、電気製品の配置とか使い方を具体的に現場に行って指導します。こうしたことはふつうの病院ではしません。

――ES患者の特徴はどういう点でしょうか?

スパーロック：ES患者は自律神経が電荷（プラスイオン）を帯びた状態にあります。体液が電気的に影響を受けると身体は自然な状態でないため、健康状態は悪くなります。アナログ電磁波もよくないがデジタル電磁波（パルス波）はさらによくありません。電荷を帯びると身体エネルギーはブロックされ、エネルギーバランスが崩れて身体のいろんな部位が悪影響をうけます。とくに神経系に悪影響します。ESの人はそうした状態になるのです。その状態をどう正常化するかです。

栄養をどうとるかが肝要

EHC―Dで機会ある毎に説明されたのは、「食事の重要さ」「必要な栄養を摂ることの大切さ」だ。

治療プログラムにも、「誘発（原因）物質・因子の回避」や「免疫療法」等の対処とともに「栄養補給」と「多様な食餌療法」が重要な要素としてあげられている。

この方面の詳しい話をEHC―Dの栄養学博士のロン・オーバーバーグ（Ron Overberg）

氏から聞いた（写真16）。

オーバーバーグ博士はEHC－Dで週二日働き、あとの二日は自身が経営しているクリニックで働いている。

過敏症は「トータル・ボディ・ロード」（身体全体負荷）の許容量を超えた時に現われる症状であるが、六九ページの図1でいえば食事は「生物学的負荷」の範疇《はんちゅう》に入る。もちろ

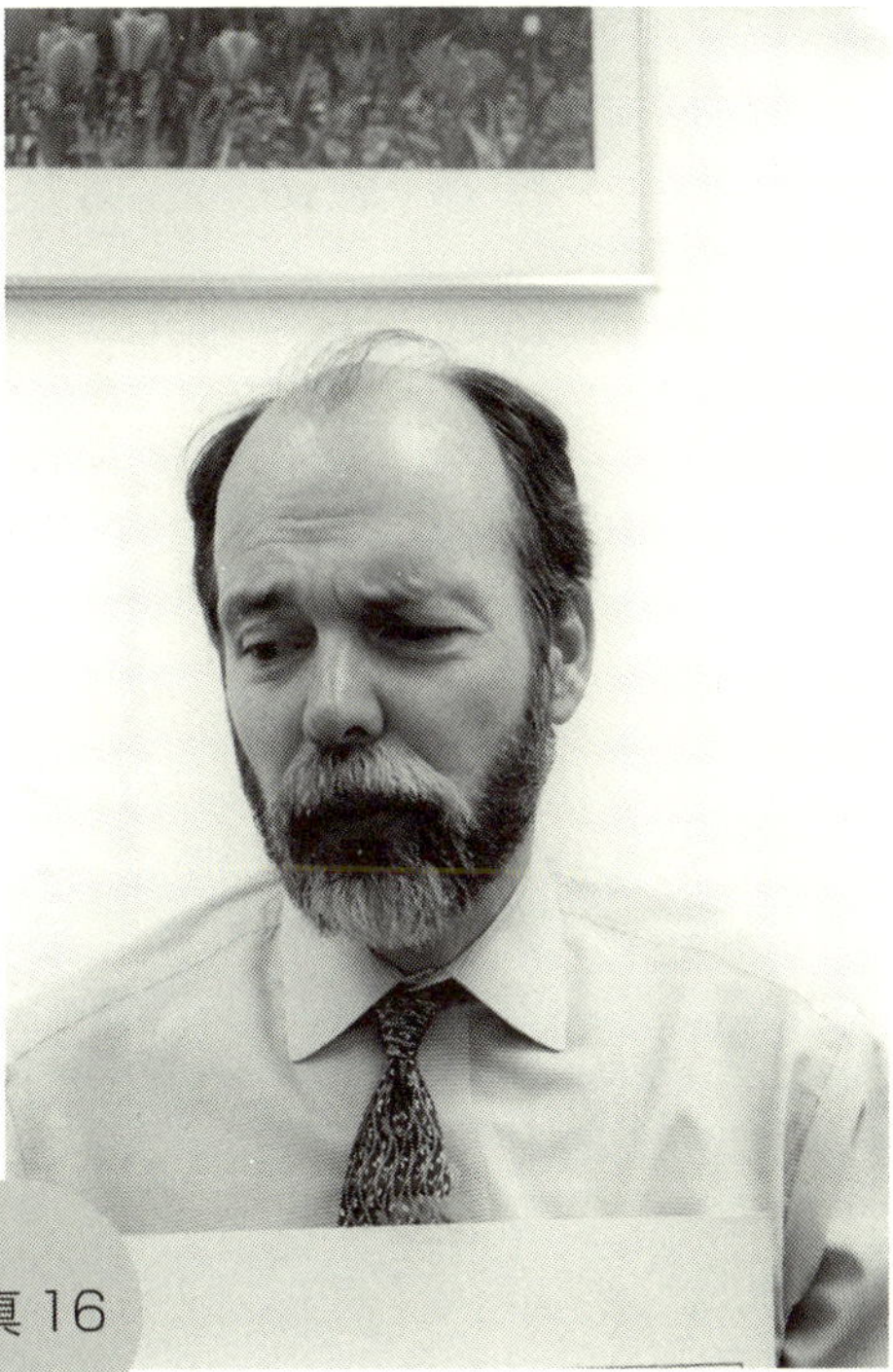

写真16

栄養学博士オーバーバーグ氏

んその人の身体に合った体内に吸収される食事は「負荷」ではないのだが、たとえば「そばアレルギー」の人にとってはそばという食事は負荷なのである。

かびや化学物質や電磁波に一定程度曝露されても、食事内容がよく栄養摂取が良好な人は体調がよく、免疫力・抵抗力があるので、それらの誘発物質・因子と闘う身体エネルギーが発揮され、過度の反応症状が出ないで済む。ところが栄養が不十分だったり、過度の栄養摂取で身体バランスが悪い状態だと、同じ誘発物質・因子を同じ量だけ曝露されても、自律神経や身体内の免疫機能や解毒機能がうまく作用せず、過敏症状の発露を抑制できなくなる。

そのため過敏症の予防としても、治療としても栄養バランスのいい食事を摂ることはとても大切である。そしていったん発症した場合は、治療上まず食物のアレルギー反応があるかをみる必要がある。もし食物にアレルギーがあれば、身体のエネルギーが食物アレルギーと闘うほうに向かってしまい、電磁波過敏症に対応するために使われるエネルギーが削がれてしまうからだ。

よく「食後はゆっくりする」とか「食事はゆったりとした環境で食べる」というが、これは理にかなっているのである。食事と消化吸収のエネルギーを他に向けるのは栄養摂取の観点からは良くないのだ。

表１　EHC-D 電磁波による主な障害報告

第1日	第2日	第3日	第4日	第5日（第1日）
たまご（124）	アマランス（30）	そば（27）	キノア（28）	たまご（124）
小麦（6）と小麦胚油	干しぶどう（52）	ひまわり油と種（80）	かえで糖（メープル・シュガー）（50）	とうもろこし（6）と小麦粉ととうもろこし油
七面鳥（126）	豚肉（134）	鶏肉（チキン）（124）	まぐろ（98）	七面鳥（126）
アボガド（34）とアボガド油	アーモンド（40b）とアーモンド油	オリーブ油（69）とオリーブ	ごま油（79）と種	アボガド（34）とアボガド油
レタス（80）	西洋かぼちゃ（79）	にんじん（65）	グリーンピース（41）	レタス（80）
牛肉（137）	ピスタチオナッツ（48）	りんご（40a）	グレープフルーツ（45）	牛肉（137）
チーズ（137）	さけ（106）	えび（82）	タラ（87）	たまねぎ（11）
亜麻仁油（44）（Flaxseed）	大豆（41）	サクラソウ油（180）（primrose）	かぼちゃ（79）と油と種	亜麻仁油（44）（Flaxseed）
ポテト（74）	ブロッコリ（36）	トマト（74）	カリフラワー（36）	ポテト（74）
セロリ種（65）	オレンジ（45）	米（6）と米ぬか油	ミント茶（79）	セロリ（65）

（番号は国際的に決められた番号である）

表２　ローテーション食事パターンに基づいたローテーションメニューの一例

	朝食	昼食	夕食
第1日	小麦胚油をかけた小麦のクラッカーの上に落とし卵	七面鳥とレタスで包んだアボガドのスライス	牛肉油で調理した挽肉とポテトとセロリシチュー。それに塩と亜麻油とセロリ種の香辛料。
第2日	干しぶどうまたはぶどうつきのアマランサスのシリアル	蒸した西洋かぼちゃつきのアーモンドポーク	大豆油で豆腐を調理した鮭と豆腐とブロッコリ。ビタミンE（サプリメント）。デザートに新鮮なオレンジジュース

フードローテーションの実践

それでは食物アレルギーをなくすためにどのようなことをすべきなのか。

食物をたくさん食べる人はまず食物の種類を減らす。これは反応するものを少しでも避けるための対策である。むろん健常な人には、いろんな種類の食物をたべることが奨励される。

次に種類の少ない食物を食べると今度は「同じものを食べ続ける可能性」が大きくなり、そのことで反応しやすくなってしまう。そこで必要な対策として「フード（食物）ローテーション（回転食）」が実践される。

フードローテーションとは、摂取する食物の種類を周期を変えることで身体負荷を減らす方法で、一九三八年に開発された歴史のある食事療法である。

フードローテーションには二つのルールがある。一つは、たとえば「まぐろ」を食べたらその後四日間、「まぐろ」を食べず五日後以降に食べる。同じものを連続して食べないことで反応を減らすルールだ。

もう一つは、「まぐろと同じ種類の魚」も「まぐろ」を食べたらその後二日間、食べず、三日後以降に食べるというルール。「まぐろ」を四日間空けて食べるのは理解しやすいが、

「まぐろと同じ種類の魚」とはどんなものかわかりにくい。具体的にはあじやかつおが「同じ種類の魚」なのだが、魚の生態系を同じくするもので素人には見分けが難しい。そこでＥＨＣ―Ｄでは見分けマニュアルが渡される。

別の例で「たまご」と「たまごと同じ種類のもの」というのがある。「たまご」と同じ種類のものとは具体的には「チキン（にわとり）」である。チキンとたまごは親子の関係だからだ。このように「同じ種類のもの」は見分けが難しいので「見分けマニュアル」が存在している。

ここで大事なことは患者の健康状態に応じて、ローテーション間隔は可変的であることだ。患者の健康状態に応じてローテーション間隔をもっとあけたり縮めたりする。

ローテーションは前頁表のとおりだ。

「同じ種類の食物（food family）」表、つまり見分けマニュアルはラテン語で書いてあり難解なのでその下に番号がふってある。「患者はもっぱら番号に頼っている」、とオーバーバーグさんは笑って説明した。オーバーバーグさんたちのつくったローテーション表は米国人用なので日本人には日本の食物に見合った表をつくるべきだ、と彼は注釈した。とくに日本には海草類や根菜類や米といった独自の食物があるのでそういったものを主にとり入れた表をつくるといい、とアドバイスしてくれた。

ESには「良い脂肪摂取」がおすすめ

CS（化学物質過敏症）患者であれ、ES（電磁波過敏症）患者であれ、反応する誘発（原因）物質・因子を取り除くことが治療の基本だ。その際、食物は知識があれば自分でコントロールすることができるので、過敏症の人はぜひローテーション食事を実践することをお薦めしたい、と彼は強調した。

ES患者が来るとオーバーバーグさんはまず始めに「良い脂肪を摂る」ことを指示するという。身体のすべての細胞は栄養物に反応するが、問題はその反応がノーマル（正常）な反応なのかアブノーマル（不正常）な反応なのかにある。アブノーマルにしか反応しない人は「良い脂肪の摂り方ができていない」からだ、と彼は考えている。そこで彼は、患者に「どんな脂肪を摂っているか」「どんな食物を摂っているか」を詳しく聞く。ES患者とノーマルな人の脂肪や食物の摂り方を比較すると、ES患者にはなにが悪いかが見えてくるそうだ。

肝臓の下に胆のうという器官がある。胆のうから胆汁が出る。胆のうに障害があると当然胆汁は出にくくなる。そうなると適切な脂肪の分解処理ができにくくなる。ES患者とふつうの人を比較するとES患者に胆のう障害の出ている人が多いそうだ。脂肪も天然ものでなく加工されたものはＥＳ患者にはよくない。

オーバーバーグさんが「脂肪とミネラルとｐＨ（ペーハー）」についての文書をくれたので以下紹介する。

脂肪　食事では脂肪分を多く摂ることをお薦めする。人の脳は脂肪でできているからだ。脂肪は身体内で〝絶縁体〟のようにふるまう。それに対しミネラルは身体内で電気を流す電線のようにふるまう。ちょうど脂肪とミネラルは逆の働きをすることになる。「絶縁体のように脂肪がふるまう」と言ってもＥＭＦ（電磁波）の絶縁に脂肪が十分に機能する訳ではもちろんないが、脂肪の摂取がある程度、絶縁効果をもつことは明らかだ。一口に脂肪というが、脂肪（Fats）には「脂肪（fats）」と「油（oils）」と「ナッツまたはタネ（nuts or seeds）」の三種類がある。これを脂肪の三大カテゴリーという。脂肪の摂取が十分でない人は、ＥＨＣ―Ｄが薦める種類の脂肪を摂るといい。その際、もしＥＨＣ―Ｄの薦める種類の脂肪が入っている食物に過敏反応を示すのであれば、ローテーション食事療法（フードローテーション）を使ってその食物を摂取するようにすればいい。そうすることでその食物に過敏になるのを緩和させ、長期間の摂取が可能になる（もちろん脳が脂肪でできているからといって過度に脂肪を摂れば、かえってマイナス効果になることはいうまでもない）。

ミネラル　ミネラルとは栄養として必要な無機物（鉱物質）のことで、カルシウム、マンガン、マグネシウム等がこれにあたる。ミネラルは電気インパルス（神経衝撃）の力で神経システムを機能させている。この役割こそ微量金属を含む広い範囲のミネラルが生体にとって必須な理由の一つなのである。どんなミネラルが、どのくらいの量不足しているのか、あるいはミネラルのバランスはどの程度が良いのか、を判断するのは難しい。まだ科学ではその辺はわかっていない。だから現段階で言えるのは、いろんな種類の食物を食べることが大切だということだ（食物に好き嫌いが激しいのは良くない）。それもなるべく有機食物を食べるのがいい。天然の塩も身体にいい。天然の塩は食物内のミネラルを体内で分解吸収するのに役立つので消化によい影響を与えるからだ。なお、多くの食物には少量だが重金属が入っている。水銀・鉛・カドミウム等の重金属はミネラルを追放する役割をもつ。ミネラルは電磁波による様々な症状に対し、身体に抵抗力を与え症状を緩和させるのに役立っているのだが、重金属はミネラルを追放してしまう。だから重金属は身体に悪いのだ。

pH（ペーハー）　あなたの身体が酸性体質かアルカリ性体質か、によってあなたの身体のミネラルを使う能力は影響される（酸性もアルカリ性も身体には良くなく、身体にとっては中性の状態がいい）。だからあなたの身体のｐＨ（ペーハー＝水素イオン濃度）テストをすることは健康状態を知る上で必要である。

オーバーバーグさんはオランダ人だが、ダラス大学で栄養学を学んだ。「人はふだん、忙しさにかまけて食物に注意を払わない。人は病気になってから急に食物に注意するようになるが、これではよくない。病気の治療段階はもちろんだが、病気の予防の観点からも食事（栄養摂取）はとても重要なものである、という正しい考え方が、ゆっくりだが広まってきている」と穏やかながら説得力のある口振りで、ていねいに説明してくれたのが印象に残った。

分析医グリフィス博士

ＥＨＣ―Ｄは栄養学スタッフの充実とともに、患者の健康状態を科学的に把握するために研究室をもっており、徹底した分析体制ができている。

分析スタッフは五人である。スタッフ陣のリーダーはバーティ・グリフィス（Bertie Griffiths）博士でジャマイカ出身の人だ。グリフィス博士はＥＨＣ―Ｄに来てすでに一三年

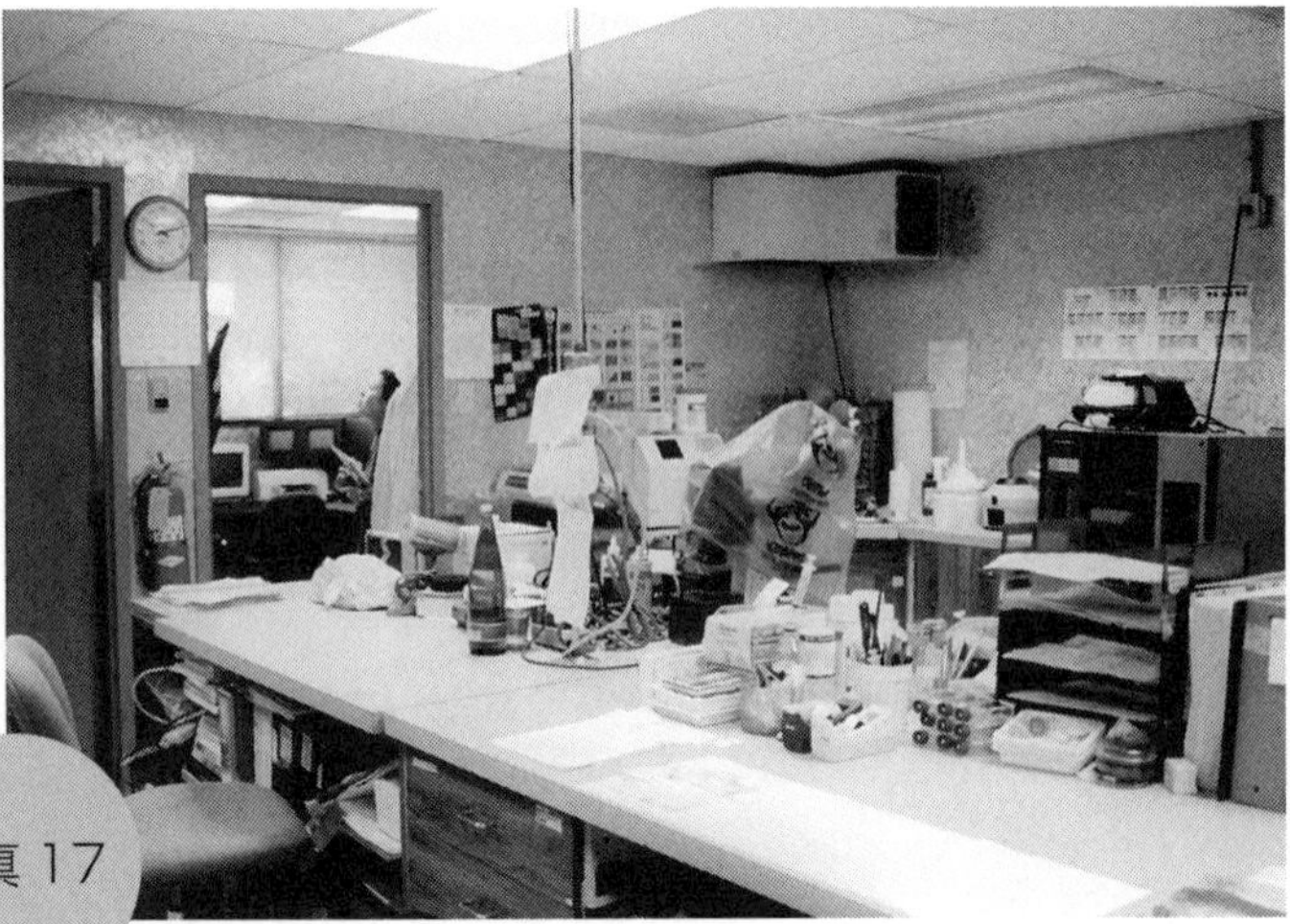

写真17

分析医グリフィス氏の「研究室」

になるが、その前はオクラホマ州の大学の医学部教授をしていた（写真17）。

体内で抗体（免疫体）の形成を促す物質を抗原（antigen）というが、過敏症患者に抗原を注射して免疫力をつける治療がEHC―Dでの重要な治療方法になっている。抗原にはたんぱく質や細菌などがある。どんな抗原がその患者にとって有効かを分析し、判定するのがグリフィス博士らの重要な仕事だ。

抗原に保存剤を使うと長持ちできるが、過敏症患者によっては保存剤が誘発物質として作用するおそれがあるので、EHC―Dでは保存剤を使わない抗原を開発している。

急性の患者には、時として薬剤を含めた

治療が必要になる場合があるが、慢性の患者には免疫力をいかにつけさせるかが回復への鍵である。患者にとって、どのような処方が適切であるかについて臨床医と連携しながら分析医の立場から科学的に分析内容を提示していくのが、この研究室の役割である。様々な分析機器やプロセスやその役割についてグリフィス博士はていねいに説明してくれた。

興味深かったのは、ある種のかびを人が吸い込むと過敏症になるだけでなく、多重人格（分裂症）になるケースがあるという話。それもその人に免疫力がある時はかびは悪さをしないが、免疫力が落ちている時に吸い込むとその同じかびは様々な悪さをするのだという。

また人が適度な運動をしなかったり、必要な栄養物を含んだ食物を摂らなかったり、不規則な生活を続けていると、身体のいろんな部位に本来なら適切な信号がいくはずが、そうならず変な信号が伝達される場合があるのだという。

そうなると細胞が自分勝手な活動を始め、結果として「恒常性の維持」（ホメオスタシス＝生物体が体内環境を一定範囲に保つ働き。大脳の指示と関係なく働く身体の自律的活動）という、本来身体が持っている基本的な構造に異変が起き、身体が制御できない状態に陥ることもあるという。

グリフィス博士は極端な例として前置きしつつ〝女性は原則として一回に一人の子を出産する〟というプログラムが通常身体に刷りこまれている。しかし生活が乱れて勝手な信号が各部位に行くと〝一回に一〇〇人子を産め〟という信号が細胞に行き、身体内に大混乱が起こる。そうした信号が、自律神経の失調や精神的ストレスなど、思いがけないところに混乱症状を引き起こす原因になる」と説明した。グリフィス博士の話を聞くと「規則正しい生活をし、暴飲暴食は慎むことがとても大事」ということがよくわかる。

「EMF」のふるまい

EHC―Dから貰った「EMFと脳機能に役立つために」という小文書が参考になったので以下紹介する

EMF　EMF（電磁場あるいは電磁波）は身体の中でアンテナのようにふるまう。このEMFのアンテナ効果を最小化するには地面に身体を直接つけると良い。地面とは土や草地のことでアスファルトやコンクリートのような人工的なものではだめだ。自動車も土の地面に接地している状態がいい。同じ理由で、天然皮が底になっている靴は身体に良い。反対に人工ゴム底靴は過敏症患者には良くないので履かないように。土の地面と身体が接地（アース）すると地球と同じエネルギーが人間と一体化するからいいのだ。

外国では室内でも靴を履くが、一つの方法として床と身体が直接接するようにするため銅線を靴と足の上表面がつながるように巻くといい。こうすることで、アース（接地）したのと同じ効果が生まれ、身体内に帯電するＥＭＦをアンテナのようにふるまわさせず、身体からＥＭＦを抜くのに役立つ。

しかし、多くの床材はタイルやセラミックやリノリウム（床仕上げ材の一種）で、これらは絶縁体物質なのでアース効果が生まれないので注意が必要だ。カーペットも絶縁体物質なので注意を要する。だから、ＥＭＦで困っている多くの人は、芝生や草の上で裸足で立ったり、寝転ぶとアース効果が出ていい。木を抱いたり、寄りかかると気分が良くなるのは、人を母なる大地に直接結びつけるからいいのだ。

電子・電位差　あなたの自動車はタイヤ内の空気やタイヤのゴムの上にのっている状態にある。だから金属製の自動車は地面からその分離れているといえる。しかし自動車をしばらく止めた状態にしておくと自動車と地面の電位バランスが釣り合う。自動車を走行後、停車してスイッチを切るとホッとし、気分が良くなるのは、自動車と地面の電位バランスが釣り合う方向に向かうためだ。

自動車のスイッチを入れると電気が車体内に流れ、地面とは違った状態になる。ＥＭＦに過敏に反応する人は地面に接地（アース）すると地面から元気をもらうが、その状態が自動車のスイッチを入れるとアースがカットされる。自動車が動き始めるとさらに地面と人の状態は悪くなる。自動車が速度を上げれば上げるほど電子は自動車から抜け、自動車と地面の電位差は拡大する。そのためますます電位状態は悪くなり、自動車からはタイヤを通じて地面から電子を取り戻すことができなくなる。つまり自動車を長時間走らせ、速度を速くさせればさせるほど、自動車と地面の電位差は拡大し、自動車はプラスイオン化し、反対に地面はマイナスイオン化する。

以上のことはヨーロッパでけっこう理解されているので車酔い防止のため、ヨーロッパでは自動車の後部に接地（アース）ストラップ（ひも）を吊すのだ。また、ヨーロッパ人の中には、ストラップを吊すのはたんに車酔いという病気防止のためだけでなく、自動車と地面の電位差作用から病気になることまで知っている人達もいる。

接地（アース）ストラップは自動車のバッテリーケーブルにつながっているが、一方の端は地面に直接つけずスレスレで離した状態にする。そうすると電子が地面からジャンプしストラップに飛びつきバッテリーケーブルまでたどり着く。そうすることで自動車が走行で失う電子を貯めることになる（それは稲妻と同じ現象だ）。

この小文書を読んでベアトリックさんが地面にアグラをかいたり、稲妻が好きだ、と言う意味が理解できた。

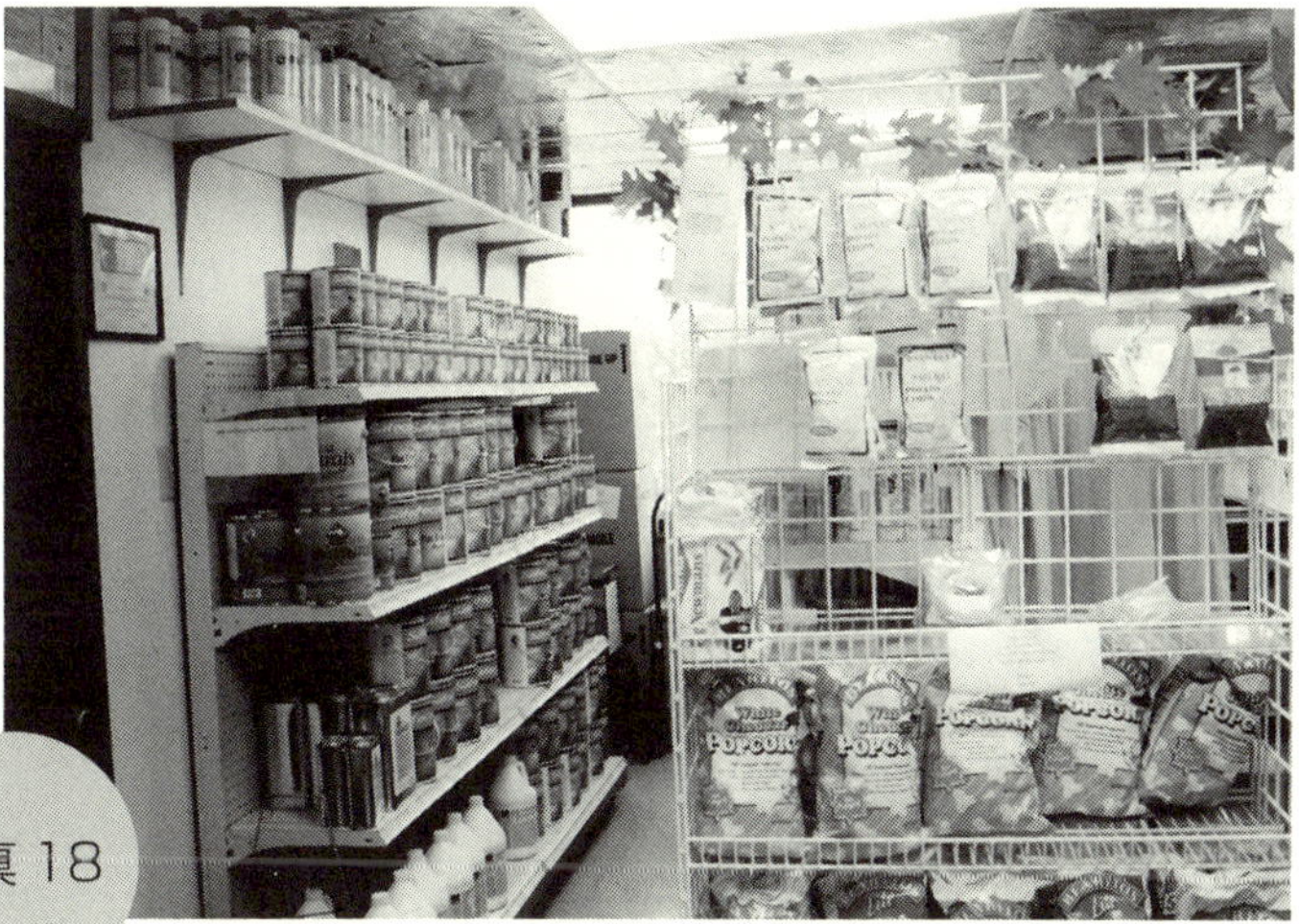

写真18

EHC-D内の売店。医学書や、健康用品、サプリメント等が置いてある。

国際色豊かで仲の良い職場

ＥＨＣ－Ｄスタッフは米国人だけでなくフランス人、カナダ人、中国人、ジャマイカ人、オランダ人、など国際色豊かである。年一回ダラスで開催される米国環境医学財団と米国環境医学アカデミーの共同主催である「国際環境医学シンポジウム」という国際協力の場があることと、ＥＨＣ－Ｄが環境医学分野や過敏症の研究、治療面で国際的に知られていることから、「ここで働きたい」と思う人材が世界各国から集まってくるのであろう。

医師、サポートスタッフ、受付、などでＥＨＣ－Ｄのスタッフは和気藹々《あいあい》としており、明るく働きやすい雰囲気が伝わってくる。患者を治療する病気の内部の人間関係がギスギスしていて良い治療などできるはずもないが。

ＥＨＣ―Ｄの治療プログラム、治療プランは「患者は一人ひとり皆違う」という原則に立っていることはすでに紹介した。

患者が一人ひとり皆違うとなると、患者に対する診察時間は当然長くなるし、治療メニューも皆違ってくれれば「効率性」とは対極の発想が求められる。しかも外科治療や薬物治療をなるべく回避し、患者の免疫力や抵抗力をいかにつけさせるかが基本となれば、なおさら「効率性」は求めにくい。

長く治療がかかればその分、治療費はかさむ。保健対象になりにくい環境医学であれば、その面でも支払う医療費は高くなる。それを避けるために、ＥＨＣ―Ｄは、患者が「自分は何が原因で健康を害しているのか、その原因はどうして生じたのか、そして原因を克服するには患者自身がどう積極的に努力すればいいか」を自ら理解することが大切だと考えている。

つまり、環境的要因と患者の健康状態の関係を客観的に把握し、医者に頼るのでなく患者自身が納得づくで病気と向き合い、克服するため努力することが、健康回復への道につながる、とＥＨＣ―Ｄは考えている。患者は「客」ではなく自ら治療に参加する「主体」

なのだ。その方が患者の医療費負担も減る。究極の「インフォームド・コンセント（納得診療）」がそこにある。

環境要因には「生物学的要因」と「化学的要因」と「物理的要因」の三つがあると前述したが、もう一つ大切なことは「心理的要因」である。この四つの要因を客観的に把握し、患者自身が主体的に治療にとりくみ、なにより原因物質、因子を回避し、十分な栄養を摂取したところに「健康の回復」「健康の維持」という治療の目標が実現されるのである。

医療に無知な私が言うのは僭越であることを承知の上で言えば、西洋医学は「救急医療」「部分・部位治療」「急性症状医療」にはすこぶる効果的であるが、これからの医療は予防医学、環境医学、心と肉体を関連させてとらえる総合医学、を重視すべきではないか、とＥＨＣ－Ｄを取材して感じた。

第3章

過敏症に理解のある医師の見方

坂部北里研究所病院臨床環境医学センター部長（当時、現在は環境医学外来「アレルギー科」臨床環境医学センター長）の話

日本の医学界では、まだまだ電磁波過敏症について理解がすすんでいない。大学病院クラスで電磁波過敏症に理解がある病院として北里研究所病院（東京都港区）があることはすでに紹介したとおりだ。

北里研究所病院は港区白金にあり、最寄り駅は地下鉄日比谷線広尾駅である（写真1）。まず、（当時、現在は臨床環境医学センター長（東海大学医学部学部長）の坂部貢先生（写真2）に話を聞こう。

――今日は電磁波過敏症について、いろいろお話をお聞かせ下さい。診察室の入口の看板に「化学物質過敏症外来」とありますね。

坂部：ここは日本で最初の環境をコントロールしたクリーンルーム施設です。ＣＳ（化学物質過敏症）はＥＳ（電磁波過敏症）との合併症として出る方がいますので、ここは化学物質をできるだけ排除するようコントロールされた施設として設計されているとともに、電磁波のシールドもきちんとなされた設計になっています。もちろんこの中には携帯電話の

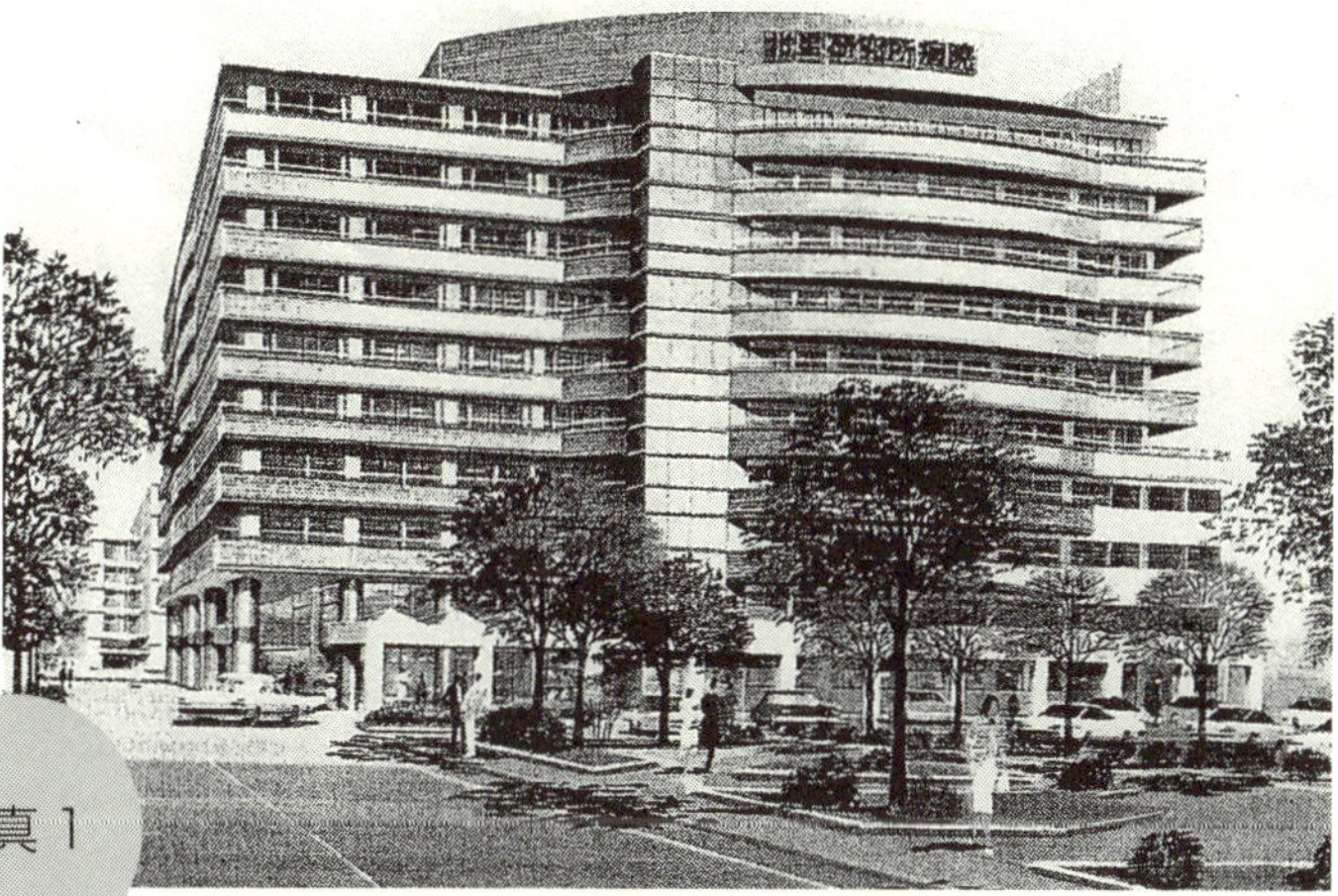

写真１

東京都港区白金にある北里研究所病院

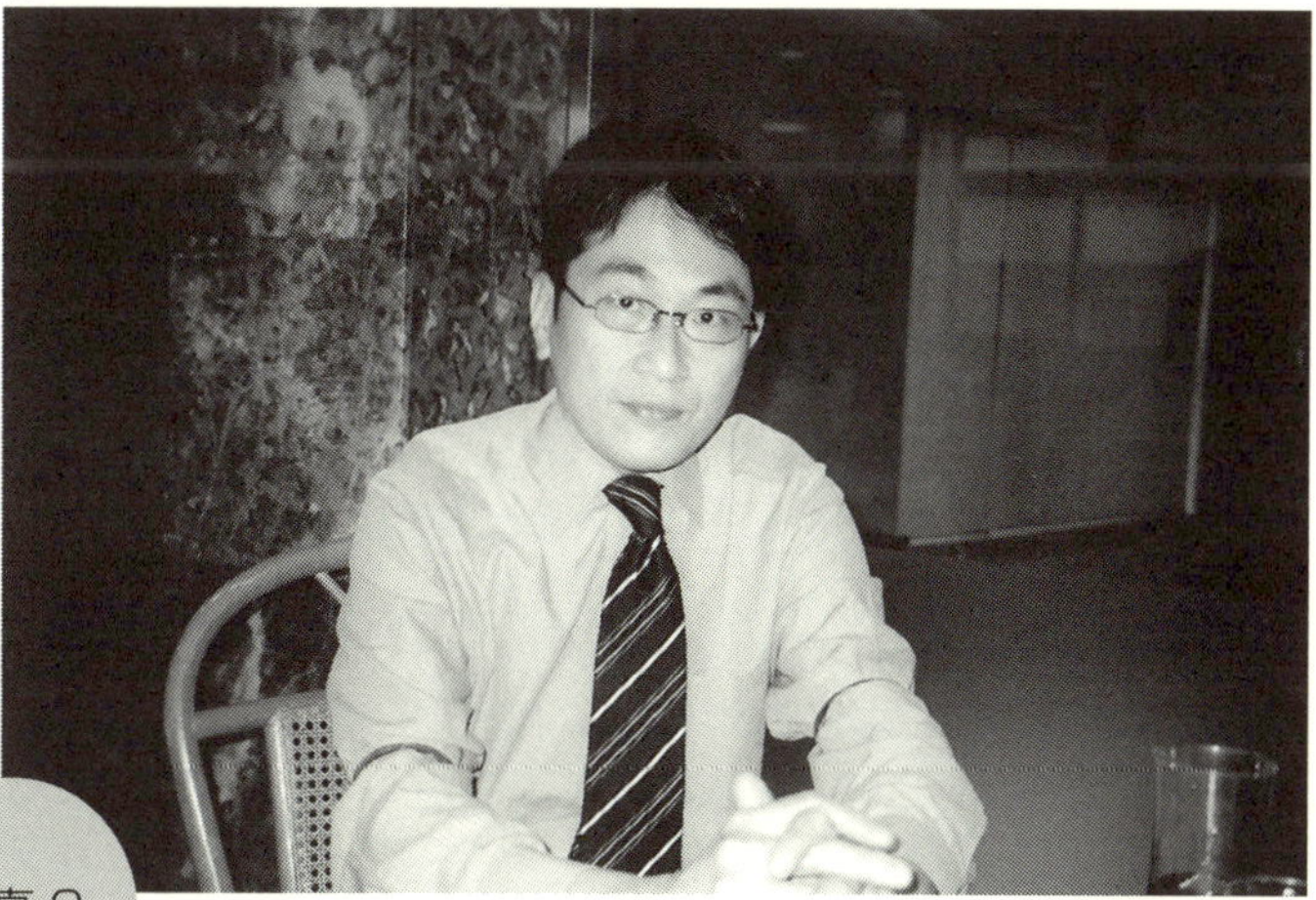

写真２

坂部貢北里研究所病院臨床環境医学センター部長（現 東海大学医学部学部長）

電磁波は入りません。米国テキサス州ダラスにある「EHC—D（ダラス環境医学治療センター）をモデルに設計されています。

——スタッフは何人いますか？

坂部：ドクターは六人です。すべて常勤ではありませんが。看護師や検査技師等は病院全体で人を確保しているのでセンター単独で何人というようには数えられません。ここは完全予約制になっています。一人の患者を一時間から二時間診察します。そのため一人のドクターで再診を含めて診察する患者は午前中で多くて四人、午後が五人位です。お話を聞いたり、検査したりしますので、この人数が限界です。診察室は二部屋あるので、一日平均二〇人位来院されています。

——「ESとCSの合併症が多い」というあたりを、もう少し詳しくお聞かせ下さい。

坂部：CS患者本人がESも合併して出ていると「自覚」している人は六人に一人か一〇人に一人くらいです。実際はESも合併しているのですが、大部分のCS患者は自分では化学物質だけに反応していると考えています。しかし特定の周波数の電磁場が原因で、化学物質過敏症状がより強く出ている人も実際にはいるのです。そのため私たちはCS患者に「電磁波にも気をつけなさい」とアドバイスしていますし、問診やアンケートにも電磁場に関する項目が入っています。なぜなら〝電磁波〟が人に影響することを知らない人が多いからです。

紫外線も電磁波の一つです。日光過敏のため太陽光線の紫外線で火脹《ひぶく》れする人も医学的には電磁波過敏症なのです。ある医者が「ＥＳなどない」と主張するので、「日光過敏って知ってますか？」と聞くと「それは知っている。日にあたると普通でなくなるものだ」とその医者は答える。そこで「それも立派なＥＳですよ」と言うと「ああそうなの」と答える。電磁波の定義は人によってまだまちまちです。中には低周波音（人には聞こえない位の低周波数の音）を電磁波と思っている人もいます。

――ＥＳだけの人はいますか？

坂部：当センターに外来で来る人で電磁波だけに過敏で、化学物質にはなんともないという人は少ない。反対にＣＳ単独と思っている患者は自覚症状としては多い。本人は電磁波の影響があるのかもしれないが自覚していないのです。しかし「環境過敏」という点では同じなので電磁波に感じやすいし、今は出てなくてもやがてＥＳ症状で出てくる可能性はあります。そのことはＥＨＣ―Ｄのウィリアム・レイ院長も言っています。だがそれが化学物質で悪化するくらいに電磁波でも悪化するかどうか、は予測できません。

外からの要因として、化学物質も電磁波も、それが化学的か物理的かの違いはあるが、体の中に入ってからは細胞レベルにしても遺伝子レベルにしても似たような作用をおこすのです。もちろん、電磁波については周波数によって作用が違ってきます。それは化学物質でもそれぞれの化学分子構造によって作用が違ってくるのと同じことです。電磁波であれ化学物質であれ、細胞レベルでは同じようなことが起こっている、と考えられます。

――ダラスのＥＨＣ―Ｄにはよく行かれるのですか？

坂部：今年（二〇〇四年）も六月末に行ってきました。ダラスで学会（国際環境医学シンポジウム＝著者注）があって四日間、あちらに滞在しました。ドクター・レイが招待するものですから。その代わり、私もスピーチしなくてはなりませんでしたが。

――ＥＳの治療についてお聞かせ下さい。

坂部：最大の治療方法は、電磁波の発生原因から離れることです。完全に原因をなくすことは社会生活が成り立ちませんが、少なくとも自覚症状を引き起こさせるような状況はなるべく作らないよう心がけることです。そのためには患者自身の学習しかありません。社会の側が対応してくれる状態でない以上、患者自身が原因となる電磁波発生源から離れるしかありません。

――私もダラスのＥＨＣ―Ｄに調査に行きました。ＥＨＣ―Ｄでは栄養を摂ることの大切さを学びましたが。

坂部：そのとおりです。卵が先かにわとりが先かはわかりませんが、栄養は健康にとって大事です。患者はなにかが欠乏している。何かが足りないというか、食生活がメチャメチャになっている場合が多い。元々生まれつき自律神経が悪くて、人より手が冷たくなるとか汗が出にくい体質の人が、化学物質や電磁波の影響を受けて、より神経への影響が出てそれに対し敏感に反応し、なるべく早くそうした影響から逃れようとして反応が起こるのが過敏症なのです。アレルギーと対応は同じです。そのように自律神経の調節が悪くなって、その結果、体も食生活も不規則になって栄養学的にも悪くなってしまう。つまり良くなる要素がどんどんその人から失われていくのです。そうした段階になって患者はここに来るのです。つまり卵が先かにわとりが先か、と同じで、電磁波や化学物質の影響で栄養状態が悪くなったのか、元々栄養状態が悪いから電磁波や化学物質に影響されやすくなったのかはわかりません。いずれにしても、どうにもならなくなってここにたどり着くのです。

――対処のポイントは何ですか?

坂部：ポイントは四つあります。第一は、総身体負荷量（トータル・ボディ・ロード）つまり物質的因子・化学的因子・生物学的因子・心理的社会的因子、この四つによる身体への負荷をなるべく減らす努力をすることです。化学物質だけでなく、日常的ストレスも減らすべきだし、カビやアレルギーの原因となる生物学的因子も減らすように努力するべきです。つまりトータルに身体負荷を減らすことが大事です。

第二は、栄養学的要素、つまり必要な栄養を摂ることです。

第三は、自律神経の機能調節を促すための発汗や運動です。

第四は、原因から離れることです。しかし原因から離れるだけではだめで、第一で述べたトータル・ボディ・ロードを減らすことが絶対的に必要です。

――電磁波過敏症と電磁波の因果関係やメカニズムはわかっているのですか？

坂部：電磁波にしても化学物質にしても、大量に被曝した場合のメカニズムはほとんどわかっています。つまり化学物質でいうと「中毒」で説明できる程のレベルの量を浴びた場合、電磁波でいうと身体内で火傷を起こすような「熱」をもつレベルの場合はメカニズムはわかっています。

でも通常私たちが接する微量な化学物質や電磁波を動物にあてた場合は、見かけでは変化はわからない。特に電磁波の場合は周波数によっても影響は違ってきます。エックス線と紫外線が同じメカニズムで生体に働いているとは思えません。つまり被曝量や周波数によってその作用やメカニズムは違ってくるということです。低容量の高周波と低周波の被曝の場合のメカニズムは証明しようがないところがあり、なかなか難しい。ある現象はつかめても科学的にこうだと説明するのは難しいからです。

――電磁波過敏症は症状にしても、原因にしても、効果的な対策にしても、個人差が大きいですね。

坂部：化学物質過敏症にしても、電磁波過敏症にしても「症」ではあるが「病」ではありません。つまり自覚症状でもって診断する病気なのです。ちなみに「病」は自覚症状がなくても診断できます。そのため患者本人が「私は具合が悪い」と訴えれば「ああ、そうですか」となる。だから医学的所見では重症な神経機能障害があっても、患者が「気分が良くなった。もう大丈夫」と言えば、「それは良かったですね」と答えざるをえない。逆に医学的にはすでに神経機能障害がなくなって良好な健康状態に快復していても、患者本人が「症状がまだ出る」と訴えてくれれば「ああ、そうですか」と答えざるをえないのです。病気として確立しているものならば、自覚症状がなくても診断できる、というのはそういう意味です。しかも個人差が大きいので、ある患者にとって有効な治療が別の患者にとっては必ずしも有効でない。そういった難しさが電磁波過敏症にはあります。

――「ある種類の水」が効く、という患者もいますが、どう思われますか（水には具体的な名前はあるのだが敢えて「ある種類」としておきます＝著者注）。

坂部：水は「H_2O」以外の何物でもありません。物理的には水の形が変わることでなんらかの影響があるのかも知れませんが、そのことが生体の機能とどう関係するのかわからない部分が大きいので、当センターではそうした「水が効く」という類の話は扱いません。他にも患者たちは「これが効く」といろいろな方法を言ってきますが、個人個人で効果が異なるので、「一般的」にそうしたものを薦めるのは適切でないと私は考えています。したがって、絶縁体で外から電磁波発生源を覆うのが電磁波被害を避けるためにはいいし、とにかく発生源から離れることです。

――ということは、あまり「特効薬的に効く」ものはないということですね。

坂部：どれが効くか、というのは個人個人で違うので、AさんがいいからといってBさんにもいいとは限らないということです。ですから、あるものを薦めたり、ましてや強要するのはよくないということです。試してみる価値はあると思いますが、化学物質の場合だと、試してみてかえって悪くなる人もいます。とにかく基本は「発生源から離れること」です。

――電磁波過敏症について社会に理解してもらうために、何が必要と思われますか。

坂部：私の考えですが、微量なものにどう対処するかより、まず比較的高いものをどう減らしていくか、という視点が大事だと思います。厚生労働省は二〇〇四年六月から「シックハウス対策」を始めましたが、あれも化学物質過敏症対策から入ったら行政は動かなかったと思います。一〇人に一人か二人をターゲットにするのでなく、シックハウスのよ

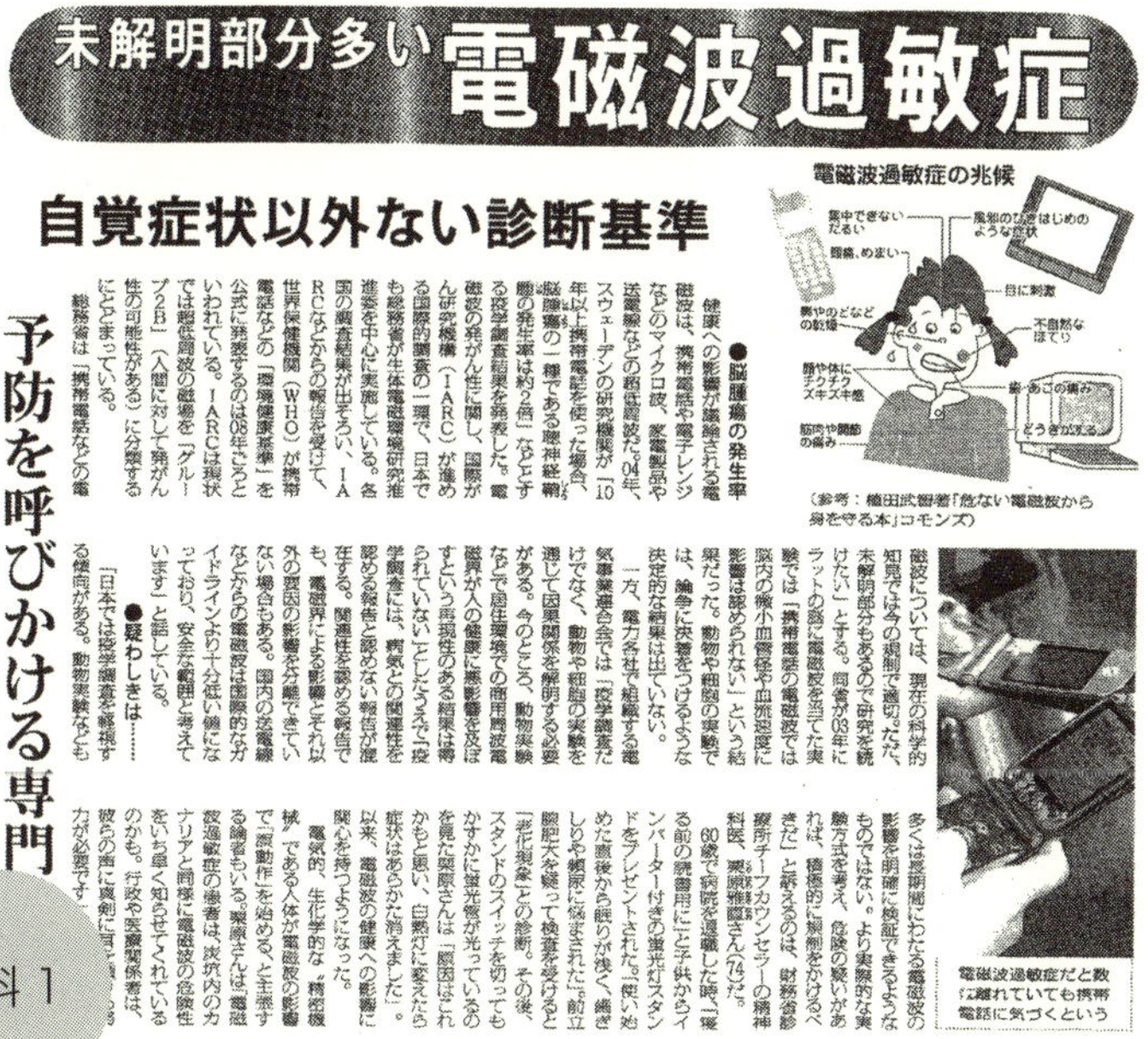

未解明部分多い 電磁波過敏症

自覚症状以外ない診断基準

予防を呼びかける専門

●脳腫瘍の発生率

健康への影響が議論される電磁波は、携帯電話や電子レンジなどのマイクロ波、家電製品や送電線などの超低周波だ。04年、スウェーデンの研究機関が「10年以上携帯電話を使った場合、脳腫瘍の一種である聴神経鞘腫の発生率は約2倍」などとする疫学調査結果を発表した。電磁波の発がん性に関し、国際がん研究機構（IARC）が進める国際的調査の一環で、日本でも総務省が生体電磁環境研究推進委を中心に実施している。各国の調査結果が出そろい、IARCなどからの報告を受けて、世界保健機関（WHO）が携帯電話などの「環境健康基準」を公式に発表するのは08年ごろといわれている。IARCは現状では超低周波の磁場を「グループ2B」（人間に対して発がん性の可能性がある）に分類するにとどまっている。

総務省は「携帯電話などの電磁波については、現在の科学的知見では今の規制で適切。ただ、未解明部分もあるので研究を続けたい」とする。同省が03年に行ったラットの脳に電磁波を当てた実験では「携帯電話の電磁波では脳内の微小血管径や血流速度に影響は認められない」という結果だった。動物や細胞の実験では、論争に決着をつけるような決定的な結果は出ていない。

一方、電力各社で組織する電気事業連合会では「疫学調査だけでなく、動物や細胞の実験を通じて因果関係を解明する必要がある。今のところ、動物実験などで居住環境での商用周波電磁界が人の健康に悪影響を及ぼすという再現性のある結果は得られていない」としたうえで「疫学調査には、病気との関連性を認める報告と認めない報告が混在する。関連性を認める報告でも、電磁界による影響とそれ以外の要因の影響を分離できていない場合もある。国内の送電線などからの電磁波は国際的なガイドラインより十分低い値になっており、安全な範囲と考えています」と話している。

●疑わしきは……

「日本では疫学調査を軽視する傾向がある。動物実験なども多くは長期間にわたる電磁波の影響を明確に検証できるようなものではない。より実験的な実験方式を考え、危険の疑いがあれば、積極的に規制をかけるべきだ」と訴えるのは、財務省診療所チーフカウンセラーの精神科医、栗原雅直さん(74)だ。

60歳で病院を退職した時、「寝る前の読書用に」と子供からインバーター付きの蛍光灯スタンドをプレゼントされた。「使い始めた直後から眠りが浅く、歯ぎしりや頻尿に悩まされた」。前立腺肥大を疑って検査を受けると「老化現象」との診断。その後、かすかに蛍光管が光っているのを見た栗原さんは「原因はこれかもと思い、白熱灯に変えたら症状はあらかた消えました」。以来、電磁波の健康への影響に関心を持つようになった。

電気的、生化学的な"精密機械"である人体が電磁波の影響で「誤動作」を始める、と主張する論者もいる。栗原さんは「電磁波過敏症の患者は、炭坑内のカナリアと同様に電磁波の危険性をいち早く知らせてくれているのかも。行政や医療関係者は、彼らの声に真剣に耳を [illegible] 力が必要です」

電磁波過敏症の兆候
集中できない
だるい
風邪のひきはじめのような症状
頭痛、めまい
目に刺激
鼻やのどなどの乾燥
不自然なほてり
顔や体にチクチクズキズキ感
歯・あごの痛み
筋肉や関節の痛み
どうきがする

（参考：植田武智著「危ない電磁波から身を守る本」コモンズ）

電磁波過敏症だと数m離れていても携帯電話に気づくという

資料1

電磁波過敏症を報じる『毎日新聞』の記事（2005年1月13日）

うに汚染度合が高く障害がはっきりとしているものを対象にしたから行政は動いたのです。シックハウス対策ができたことで土俵ができましたので、次に化学物質過敏症問題にも入る糸口が出来るのです。電磁波問題でも同じことが言えるのではないでしょうか。

――電磁波過敏症とそうでない人を見分ける判断として「脳の血流量変動」で見る方法があるということで新聞でも報じられていましたが（資料1）。

坂部：電磁波に影響してい

ると脳の血流量が減るので、電磁波過敏症なのかそうでないのかがわかる、というものですが、「脳の血流量変動」は診断の目安の一つということです。そこまで調べなくても、ある周波数をあてて負荷を与えることで患者が反応し訴えるかどうか、この方法が一番確実な診断方法です。それもダブルブラインドテストでします。ダブルブラインドテストとは、験者も被験者もテスト内容はわからず立会人しか内容はわからないというやり方です。たとえば患者にある時は本物の電磁波を浴びせ、別の時は浴びせているように見せかけ実際は浴びせない。その反応を見るのです。本物かにせ物かは患者も臨床医もわからない。知っているのは立会人（第三者）だけです。患者の半分はプラセーボ（偽薬）に反応しますし、検査されている緊張感の影響も出ます。決してロジカルではありません。そうした弊害をとりのぞくためにダブルブラインドテストは重要で、より客観的結果が求められる方法といえます。

――「クリーンルーム」について、説明してください。

坂部：クリーンルームとは、化学物質も電磁波も極力排除する設計でつくられた部屋という意味です。有害な化学物質を出すものは同時に電磁波も出すケースが多いのです。たとえば電気製品は電磁波も出しますが、熱を持ちますのでその電気製品のプラスチック部分に混入している可塑《かそ》剤も放散します。ですからクリーンルームは化学物質対策と電磁波対策の両方が必要なのです。このノウハウは当センターが日本で一番持っていますから、全国でクリーンセンターを建設する際は私どもにアドバイスを求めてきます。特に化学物質は匂いがしますが電磁波はそれがないから、そうした両方を配慮する考えが大事なのです。

ダラスのＥＨＣ―Ｄに比べて当センターのクリーンルームの電磁波シールドの鉄板の厚さは薄い。しかし建物そのものの構造がここととＥＨＣ―Ｄでは違います。ダラスは地震がないので建物はブロックを積んでそこにセメントを流しこむという造りですみます。日本の場合は地震国で建築基準が厳しいため、しっかりした建物構造になっています。だから壁等の鉄板は薄くても電磁波シールドはすぐれています。ＥＨＣ―Ｄのレイ院長が来日し、当センターを見ましたが、「日本人はまねして造らせたら、最高の品質で造る国民だ」と思ったと思いますよ。空気のクオリティ（質）も倍以上ここの方がＥＨＣ―Ｄよりいいはずです。スタッフの着替えもここの方が徹底しています。

宮田幹夫北里大学名誉教授に聞く

北里大学医学部の臨床環境医学分野は石川哲名誉教授と宮田幹夫名誉教授の二人が切り開いてきたことはこの方面では知られている。

その一人であった北里大学名誉教授（現そよ風クリニック院長）に、電磁波の一般的な生体影響についてお話をうかがった（写真３）。

——電磁波は人体にとって悪影響があるという研究結果がいくつか出てきていますが、

写真３

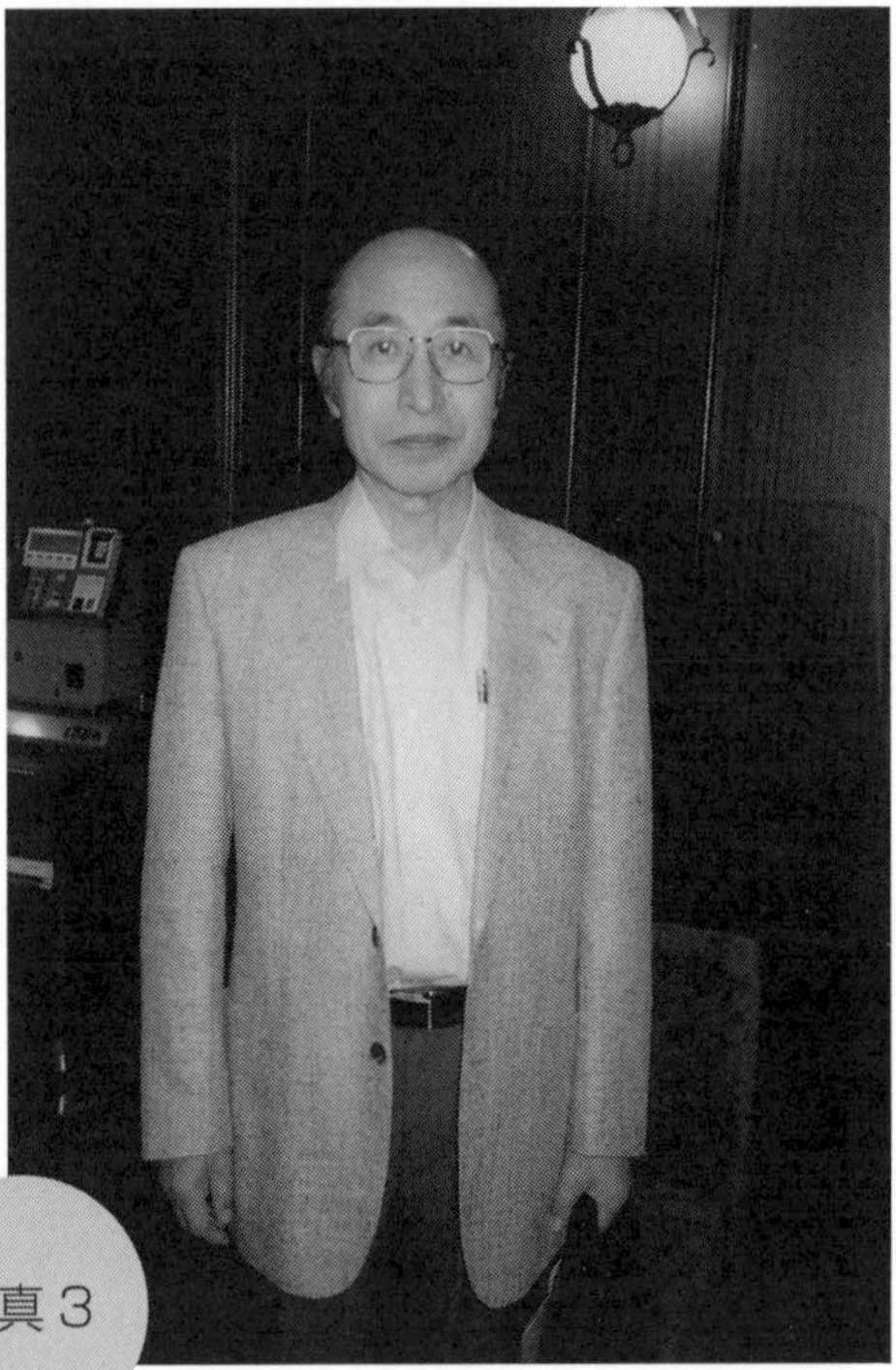

宮田幹夫北里大学名誉教授（そよ風クリニック院長）

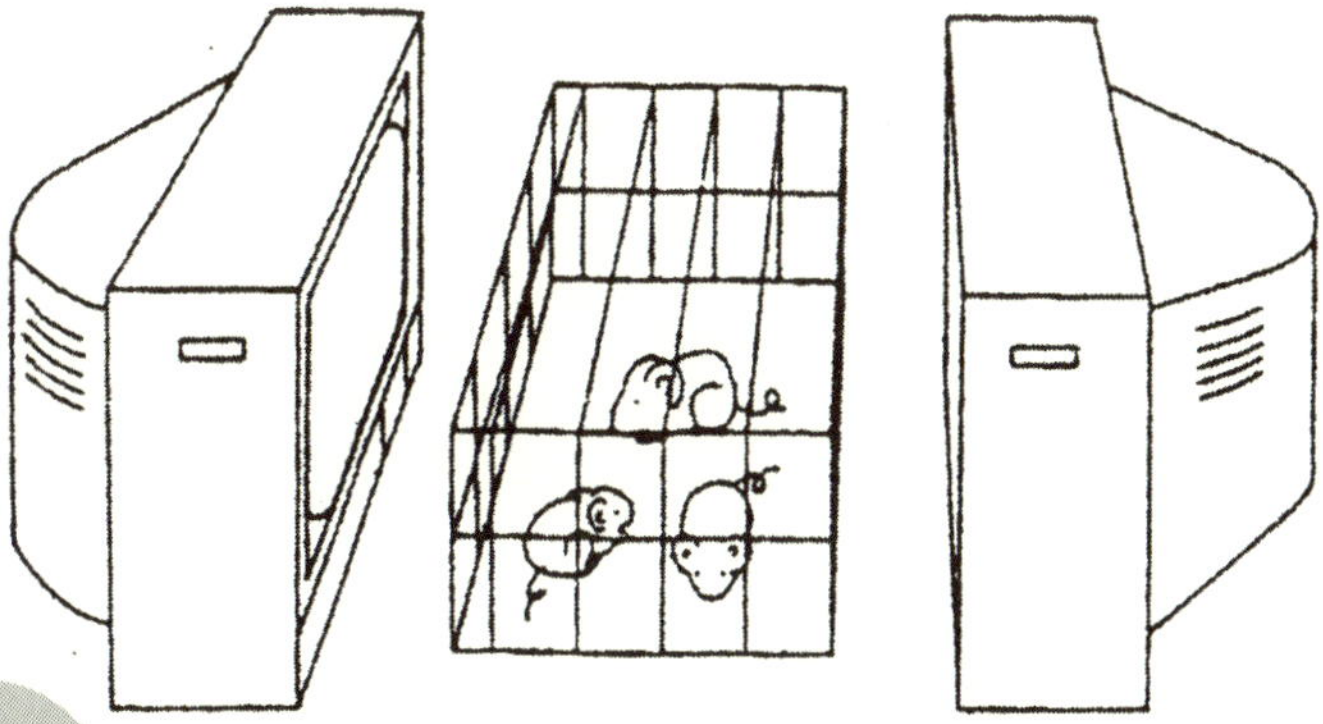

資料2

北里大医学部眼科教室チームの電磁波影響実験方法（日本眼科学会雑誌　96(8):933-940 1992より）

電磁波の生体影響実験

先生は電磁波についてどうお考えですか？

宮田：電磁波はどの領域でも、つまり電磁放射線だけでなく非電離放射線の領域でも人体に良くないと考えています（高周波や極低周波といったいわゆる狭義の電磁波は非電離放射線の領域に属する＝著者注）。

――電磁波はどのように人体に影響するのですか？

宮田：電磁波は人体に刺激作用・熱作用・非熱作用、を与えるとみられています。「刺激作用」はいわば毒物作用の一種です。電磁波が共振作用を引き起こして生じるのが「熱作用」です。「非熱作用」とは電磁波照射で細胞からカルシウムが漏出する、といった現象がその一例です。

――北里大学で電磁波を浴びると、角膜に

障害が出る可能性をみる実験研究を行なったことが以前ありましたね。

宮田：それは一〇年以上前の実験研究のことですね。テレビ画面から出る電磁波をマウスに浴びせる実験です。電磁波を浴びせてから約五時間経過するとマウスの目の角膜に糜爛（びらん＝ただれること）が起こります。マウスはテレビ画面を見ていませんから、画面を見たことで起こった現象ではなく、電磁波を浴びせたことによって起こった現象です。

――電磁波がアレルギーを誘発するという研究も行ないましたね。

宮田：あらかじめスギ花粉に対する抗体を注射し花粉症体質にしたモルモットに、今述べた実験と同じようにテレビを二台、四〇センチ離して向かい合わせに置く。そして二台のテレビの間にモルモットの入ったケージを置いて様子を見るという実験です。このようにして一定時間経過した後、スギ花粉をモルモットに点眼し、アレルギー性結膜炎症状をみると電磁波を長く浴びれば浴びるほど、モルモットの結膜炎も重くなるという結果が出ました。電磁波はアレルギーを誘発することを示す実験研究です（資料2）。

――他にも何かあったら教えていただけませんか？

宮田：一〇〇キロヘルツの電気が流れるコイルをケージのまわりに置きます。そのケージの中にマウスを入れて置くとマウスは半年後に白内障になる、といった実験研究も行ないました。これもマウスが画面を見たことで起こったのでなく、電磁波の影響のせいで起こった現象です。

――携帯電話の電磁波の影響を示す実験研究はありますか？

宮田：海外の研究例ですが、卵の近くに携帯電話を置き、スイッチを入れたり切ったりすると、卵は孵化しないという実験研究があります。卵は細胞分裂しますが、その分裂時に電磁波を浴びることで影響を受けたのではないか、とみられています。

これは携帯電話の周波数（高周波）の領域ではないのですが、五〇ヘルツの極低周波を浴びる実験でかたつむりが若死するという研究結果もあります。それと電磁波はＢＢＢ（血液脳関門）を開かせてしまうという研究もいくつか出ています。

――ＢＢＢ（血液脳関門）が開くということは、電磁波が脳波に影響することにもつながるのでしょうか？

宮田：ロシアの研究者が電磁波と脳波の関係をテストした実験研究があります。ロシアのその分野の研究はすすんでいるようです。電磁波によって、たとえ細胞は死ななくても、脳の機能変化を起こすことにロシアの研究者は注目しているのです。微弱な電磁波は熱作用のように細胞を死なせる力はないが、細胞の機能変化を起こす力はあるということです。

――電磁波過敏症について、どのようにお考えですか？

宮田：電磁波過敏症についてのコメントはここでは差し控えさして下さい。電磁波過敏症の場合、過敏症なのか心身症なのかを区別しにくいケースが少なくないからです。しかし電磁波が人体に影響することはたしかですし、電磁波過敏症の人がいることもたしかです。患者が背中をこちらに向けた状態で電気製品のスイッチを入れると電磁波過敏症の患者は「スイッチを入れたか、切ったか」を言い当てます。脳の血流が電磁波を浴びると変動することも実験でわかっています。

――日本の医学会は「電磁波と健康の関係」について消極的ですが、どうしてだと思われますか。

宮田：学者タイプと研究者タイプはずいぶん違います。医学会の主流というか中心には「大学者」の存在があるわけです。学者の世界を昇りつめていくには、外国の確立した論文を数多く取り入れ解釈し、多くの「論文」を発表することが求められる、そうした秀才タイプが学者として評価される。一方、研究者は必ずしも秀才である必要はありません。エジソンは天才で自分の頭でいろいろなことを発明しましたが、秀才タイプではありません。ロシアの研究者を見ていて彼等は「自分で考え研究しているから独自性・独創性がある な」と思うことがよくあります。医学会に限らないのですが、日本の学会では確立した論文や権威ある論文に縛られている傾向が強いのです。

図1　化学物質過敏症の基本的治療

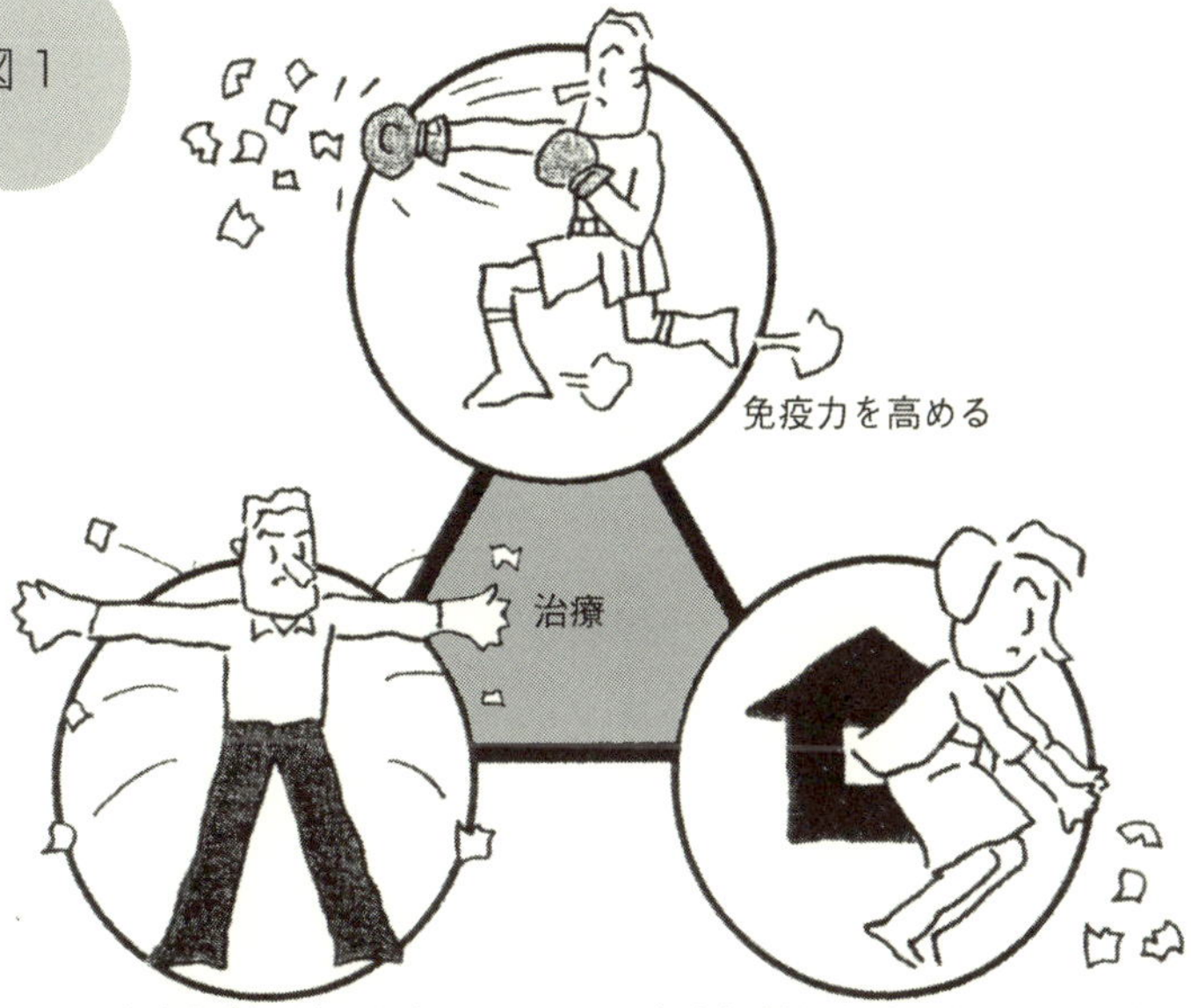
免疫力を高める
治療
有害物質を外に出す
有害物質を生活環境から取り除く

『化学物質過敏症』（宮田幹夫著・保健同人社）より

電磁波の問題はまだ新しい分野で未解明な部分の多い分野です。こうした分野を取り入れることに日本の医学会は、消極的なのです。

――ダラスのＥＨＣ―Ｄについてどう思われますか？

宮田：私はダラスのＥＨＣ―Ｄには何回か行き、ウィリアム・レイ博士とは面識があります。レイ院長は若いときから注目されていた医師ですが、彼がすすめている環境医学は米国の医学界の主流からはややはずれています。しかし米国医学界の主流的な医師も自分で手に負えない患者に出くわすと、レイ博士のところに回す、と一部で言われています。

慢性疲労症候群との類似性

北里研究所病院以外でも最近は電磁波過敏症に理解を示す医師が、数は少ないながら出てきている。また、東洋医学系の気功、マッサージ、カイロプラクト(注)、といった分野に従事している人で電磁波過敏の存在を認める人は相対的に多いといえる。

そんな中で、慢性疲労症候群との類似性の観点で電磁波過敏症に理解を示す医師がいるので紹介する。

兵庫県神戸市で慢性疲労症候群の専門外来を開いている「小川クリニック」の小川良一内科医だ。

慢性疲労症候群は「著しい全身倦怠感を主訴とする原因不明の疾患」である。この病気はふつうの外来検査(血液検査、心電図、MRIなど)では異常と出ないが、全身の倦怠感、頭痛、関節痛、眠れない、等の症状が出て、仕事や家事や勉強などの日常生活に支障をきたすやっかいな病気だ。

慢性疲労症候群(CFS＝Chronic Fatique Syndrome)は一九八〇年代に重い疲労感、微熱、集中力の欠如、リンパ腺の腫れ、抑うつ状態などを訴える患者が多発したため、CDC(米国疫病予防管理センター）が調査に乗り出して発見された病気だ。

一九八八年にＣＤＣは慢性疲労症候群の診断基準を発表したが、それによると「微熱（三七・五〜三八・六度）、のどの痛み、圧痛とリンパ腺の腫れ、筋肉痛、筋力の低下、慢性の全身疲労感、頭痛、関節痛、神経精神症状（知覚異常、知能障害、情緒異常）、睡眠障害」などである。米国では推定で五〇〇万人の患者がいるとされている。

日本でも、原因がわからないため、不登校・出社拒否、自律神経失調症・うつ病・過労・なまけ病などと混同されやすい。しかしＣＤＣが診断基準を発表しているため、厚生労働省は「病気」として認定している（日本の厚労省は外国の権威に弱い）。

小川医師は、一九八九年、鐘紡記念病院の内科医長当時、国内初のＣＦＳ（慢性疲労症候群）専門外来を開設した。現在は神戸市で開業医をしているが、小川医師は慢性疲労症候群と診断されている患者の中の相当数が電磁波過敏症に関係しているとみている。

（注）カイロプラクト：カイロプラクティックスともいう。脊柱指圧療法。手段によって脊椎のゆがみを矯正し、神経生理機能を回復する療法。背・肩・首の疾患や内臓疾患等の原因として、背骨の湾曲が関係している場合、個々の部位への対症療法では解決せず、背骨の矯正から行なう必要があるとカイロプラクトでは考える。そのため骨盤の歪みや背骨を覆う筋肉の硬直を指圧等で矯正する。

以下、直接お話をうかがった内容を紹介する。

「慢性疲労症候群の原因はまだわかっていません。しかし慢性疲労症候群患者の八割は携帯電話やパソコンあるいはテレビゲームを毎日使っていますし、こうしたＩＴ機器を使うことで慢性疲労症候群の症状がより強く出る傾向があります。私はこれらの慢性疲労症候群の原因として電磁波が大きく関わっているとみています」と小川医師は語った。

そして小川医師は、慢性疲労症候群の治療完了者（年齢一二歳〜三二歳）の男女二〇人ずつ四〇人と、健常者（年齢は一五歳〜三五歳）の男女二五人ずつ五〇人、の合計九〇人に、「超音波ドップラー法」検査を行なった。この場合の「超音波ドップラー法」ではまぶたの上部にある眼動脈に一秒間に流れる血流速度を測定した。眼動脈は心臓から脳に血液を運ぶ内径動脈から分岐している動脈である。この眼動脈内の血流速度を測ることで脳の血管障害の有無を調べるのである。検査した結果、慢性疲労症候群患者の約七五％に脳血流低下が認められた。電磁波過敏症か心身症かを分ける測定材料として、脳血流量変化は一つの決め手になっていることは北里研究所病院の二人の先生のところで述べたとおりである。

小川医師の臨床検査結果を詳しく紹介しよう。

携帯電話の使用前と三〇秒間使用した後とを比較すると、携帯電話を使用する前の対象者全員の眼動脈血流速度は「一〇以上／秒」であったが、使用直後の対象者全員の同速度は「五 未満／秒」に落ちた。通常、正常な人の眼動脈血流速度は「一〇 以上／秒」とされ、「五 未満／秒」は脳血流が低下したとみなされる。

パソコンについても同様の実験がなされた。対象者の顔面の位置をパソコン画面から一メートル以内にし、一五分間パソコンを使用した後、測定してみると、使用直後、慢性疲労症候群の治療完了者全員の眼動脈血流速度は「五未満／秒」に落ちた。健常者は約七八％が「五 未満／秒」に落ちた。

一方、携帯電話やパソコンを使用後、三〇分経過してから測定したところ、健常者は全員が正常値である「一〇以上／秒」に回復した。だが、慢性疲労症候群治療完了者は、使用後、三〇分経過後の回復の割合は六〇％でしかなかった。

この結果から「ＩＴ機器の使用は、一時的に脳血流の低下をもたらすし、このことは電磁波を浴びると脳血流低下が引き起こされる」、と小川医師はみている。

慢性疲労症候群の症状は「全身倦怠感（運動後や食後）、思考力低下、意識集中の低下、情緒障害（イライラ感、気分の落ちこみ）、睡眠障害（入眠障害、朝の起床ができない）、眼の不快（眼痛、視力低下、視線が定まらない）、手足の筋力低下、筋肉痛（手足、背中の痛み）、頭痛、手足の関節痛、のどの痛み、微熱、リンパ節（腺）炎」など、「微熱」を除いて（電磁波過敏症患者は発熱症状は比較的少ない）、電磁波過敏症症状に似ている。

小川医師は、脳血流低下とリンパ節（腺）炎の改善を図ることで患者を治療している。治療には主に漢方療法をとり入れている、という。

なお、電磁波過敏症と慢性疲労症候群との違いは、「電磁波過敏症は原因である電磁波から患者を長期間遠ざけると症状が緩和する」ことと、極めて患者の感覚が鋭敏になっている点にあるといわれている。

第4章

電磁波過敏症の対処について

～宮田幹夫先生講演より～

二〇一三年一二月一日、電磁波問題市民研究会主催で都内において宮田幹夫そよ風クリニック院長をお呼びし、「電磁波過敏症って何?～対処法を考える集い」と題する講演会を開いた。宮田先生の電磁波過敏症の対処の話は現時点でも有効なので以下紹介する。

ただいまご紹介いただきました宮田幹夫です。

電磁波は、においも味もないので、その健康障害は、どうしても気付くのが遅くなります。電磁波過敏症の人は、電磁波に早く気が付く、いわばカナリア的な人ですから、その方々の警告を受け入れることが本当は私たちの使命なのですが、なかなか世の中はそうはいかないものです。

体に影響しない電磁波はない

放射線から静磁場まである電磁波の中で体に影響しないものは何もありません。紫外線が当たると日焼けという痕跡が体に残ります。可視光線も電磁波ですが、網膜の感光物質が光に当たって変質した瞬間に電気が起こるから物が見えます。タンパク質の変質という影響が起きているわけなのです。赤外線でも白内障が起こります。体に吸収されたエネルギーは原則として必ず何かします。

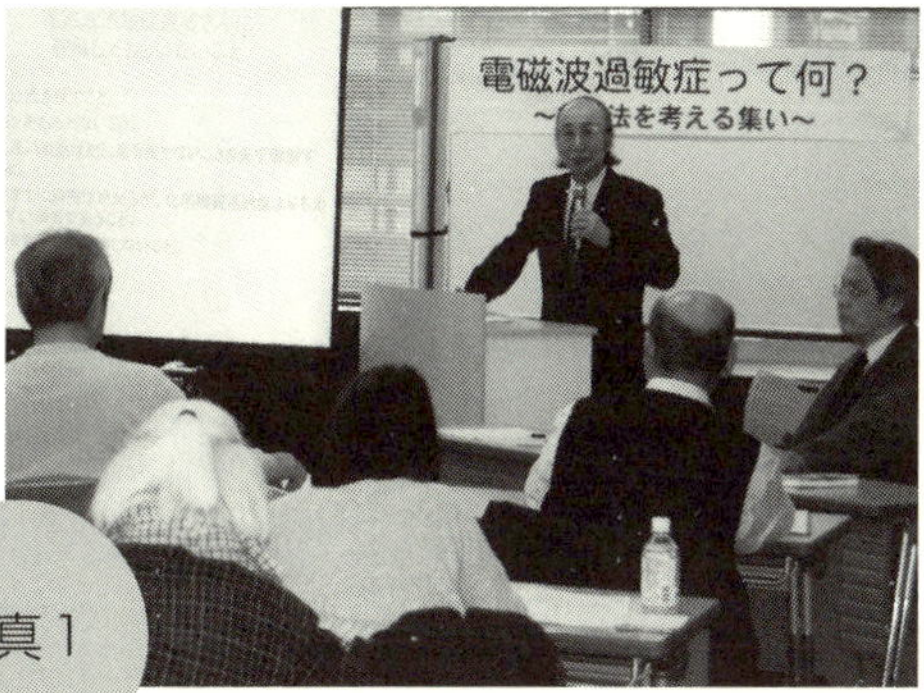

写真１
講演する宮田幹夫そよ風クリニック院長

熱作用と非熱作用

これまでは、電磁波の健康障害は熱作用によるものを中心に考えられてきました。熱作用とは、体に吸収された電磁波が熱を出すことです。電磁波の波長と全身や体の一部（眼球など）の長さが一致すると共振が起き、より発熱してホットスポットができたりします。

ところが、熱作用だけではなくて、非熱作用による影響もわかってきました。カルシウムの代謝異常や、活性酸素の発生などがあります。細胞の中の情報伝達はカルシウムがやっているので、代謝異常が起これば神経系に異常が出ますから、敏感な人に中枢神経症状が出ても不思議はありません。

電磁波による影響については、このあたりまでわかっていますが、まだまだわからないことがいっぱいあります。

国の基準は熱作用についてだけです。非熱作用に関しては、何の基準もありません。

健康障害の報告例

電磁波による健康障害などについては膨大な研究報告がありますが、日本ばかりではなく、世界中がほとんど無視しています。

スイスで電車の運転手は駅務員に比べて認知症が非常に多いという報告があります。運転手はモーターの上に乗っているようなものですから。

ＩＨヒーターについては研究報告がまだありません。

パソコンの漏洩電磁波もけっこう多く、アレルギー増加などの報告があります。

携帯電話が増えています。電磁波は細胞分裂が盛んなところほど影響を及ぼします。一番盛んなのは、睾丸と、妊娠初期の胎児の細胞です。ですから、精子が減少して不妊になる恐れがあります。母親が携帯電話を使用していると、生まれてくる子どもに発達障害が二倍多いとの報告があります。

また、子どもは頭蓋骨が薄いので、電磁波が脳幹まで到達します。しかし、日本は一生懸命、子どもに携帯電話を持たせようとしています。とにかく商売が最優先されています。

表１　電磁波による主な障害報告

50Hz 前後
小児白血病、カタツムリの早死、脳腫瘍、先天奇形、乳がん、心拍数増加、不整脈、心筋梗塞、細胞からの Ca 流出、認知症、ベンゼンの毒性増強、電車運転手の認知症増加
超長波—IH 調理器
まだハッキリした報告がありません。
パソコン漏洩電磁波
神経伝達物質の変調、白内障、調節障害、角膜ビラン、アレルギーの増悪、肥満細胞からのヒスタミン流出、血糖値の上昇
携帯マイクロ波（電子レンジとほぼ同様の周波数）
脳腫瘍、脳血液関門の拡大、頭痛、神経細胞の減少、脳神経伝達物質の変動、脳血流変動、不定愁訴、鶏卵孵化障害、精子数減少、中継基地周辺で不定愁訴の増加、中継基地周辺のガンの増加 、母親携帯電話使用で発達障害増加

電磁波過敏症とは

電磁波過敏症は、弱い電磁波による不快な症状を訴える人たちです。電磁波を感じるけれど症状は出ないという「電磁波感受性」の人たちも、けっこう多くいそうです。過敏症と感受性の境ははっきりしておらず、一部重なっているかもしれません。

これはスウェーデンの報告から引用したものので、電磁波過敏症の症状で一番多いのはこのあたりです。神経系に影響するのでどのような症状が出ても不思議ではなく、厄介です。また、化学物質過敏症の人もそうですが、過敏症の人には顎関節症が多く見られます。

アレルギーの場合、原因の食物を食べた後などにすぐ症状が出る即時型反応と、ゆっくりと反応が出る遅延型の反応があります。電

表2 電磁波過敏症の症状

神経症状	頭痛、疲労、睡眠障害
皮膚症状	皮膚の刺す感じ、灼熱感、発疹、かゆみ
粘膜症状	目の灼熱感、口の粘膜の異常感
その他	筋肉痛、顎関節症状、耳鼻咽喉症状、消化器症状など

磁波過敏症も同様で、即発型、遅発型があるように思います。

電磁波過敏症は症候群

電磁波過敏症には「種々の種類の患者が入っている。単一の疾患として研究しにくい（Scroettner 二〇〇七年）」。いわゆる電磁波過敏症候群ともいうべきで、いろいろな患者が入っていますということです。

これは坂部貢先生が分類してくれました。電磁波過敏症の中にも、特定の周波数に反応する人もいるし、いろいろな周波数に反応する人もいます。また、電磁波過敏症があると、「電磁波恐怖症」が混在してきます。体に悪いものに恐怖感を持つことは、当然と言えば当然です。それから、本当は過敏でないけど、何となしに電磁波が怖いという「思い込み」の人もいます。ひどくなると電磁波を誰かに私は浴びせられているという妄想が出ます。

もともと電磁波過敏症がある人が、恐怖感を募らせると妄想も出やすいので、境目がはっきりしません。この妄想のような人たちも、体調が良くなってから「以前、そういう（妄想のような）ことを、あなた

表3　電磁波過敏を訴える患者

・本物の電磁波過敏症
　即発型
　遅発型
　反応する周波数に差
・本物の電磁波過敏症と電磁波恐怖との混在
・電磁波恐怖症
・思い込み
・妄想などの精神疾患

は言っていましたが」と尋ねたら、「私はそんなこと言った憶えがない」と言われることもあります。

過敏症と健常者で感受性の差が小さい

「電磁波負荷試験で、電磁波過敏症患者群と対照者群との間に感受性に重なり合いがある（Scroettner 二〇〇七年）」。電磁波負荷試験で電磁波過敏症を区別しようと努力されていますが、過敏症の人と「健常者」との間で、感受性の違いがそれほどないのではないかという問題があります。

携帯電話の電磁波とだいたい同じような電磁波を曝露させながら作業をさせて、症状や作業効率を調べた報告がありまず。自覚症状は確かに過敏症の人にたくさん出ましたが、健常者にも出ました。作業効率は、過敏症の方よりも健常者のほうが落ちました。自分は健常者だと思っている人も、電磁波の影響は受けているのです。だから、電磁波の負荷試験で差がつきにくいのは、当然と言えば当然なのです。

検査機器も電子機器

問診以外に、検査で異常が出れば、電磁波過敏症の患者さんの診断が確実になりますが、ほとんどの検査機械は電気器具です。だから、患者さんがその電気器具から出る電磁波に反応していれば、負荷試験をやってもあまりハッキリしないことになります。

そこで、ＮＩＲＯ（近赤外線酸素モニター）という装置を使い、近赤外線で脳の酸素濃度を測って、電磁波が影響するかを調べました。近赤外線も電磁波ですが、通信用の電磁波などとは違います。この機器で、電磁波による過敏症の人の血流変動を確認できる可能性があることがわかりました。

しかし問題もあって、先ほどの話と同様、健常者も変動する可能性があります。また、この装置は脳の表面から一cmぐらいまでしか測れません。それより奥へは近赤外線が通りませんから。だから、患者さんが一番訴える不定愁訴に関係が深い大脳旧皮質の検査には使えません。

電磁波負荷試験は、これまで三一の研究報告がありますが、そのうち二四は過敏症と健常者を区別できませんでした。七報告は、負荷試験で異常が検出されましたが、うち二報告は実質同じ報告なので、六報告しかありませんし、この六報告も確実な結果とは言い切れません。私も電子機器を使わない方法などで試験したいと思っていますが、まだうまくいっていません。今のところはっきりした証拠がつかめないので、電磁波過敏症の診断書を書けないのです。

ただし、私たちの体にはマグネタイト（磁鉄鉱）が散りばめられているので、負荷試験で「普通」の人も影響されるのは当然なのです。マグネタイトについては一〇年ぐらい前からわかっているのに、研究はなかなかその先へ進んでくれません。

電磁波過敏症の対策

では、電磁波過敏症の人はどうすれば良いのか、ですが、過敏症の人だけでなく、「思い込み」の人も電磁波を浴びて何らかの不調になるのは当然ですし、その人たちも過敏症の人と同じような苦痛を感じているわけなので、やはり対応が必要です。

電磁波曝露の軽減が大事です。しかし、なかなか大変です。電磁波は私たちの日常生活でそこらじゅうで飛んでいます。パソコンのLANも電波で飛ぶ時代になっています。携帯電話が通じない所も、山奥の谷筋など以外にはありません。山奥で暮らせば確かに電磁波は減りますが、土砂崩れやクマさんが怖いです。

曝露を軽減する方法を図1に示しました。ベッドの下に金属製のものを敷いてアースをとる。私たちが脳波を調べるときも、周囲から電磁波の雑音に入ると調べられないので、細かい金網の上に患者さんを寝かせて脳波をとります。ただし、アースをとらないとだめです。

電磁波には、電場と磁場があります。電波は、屋根にガリバリウム鋼板を張ったり、外壁に薄い鉄板を張ったり、金属製のブラインドを付けるなどで跳ね返せますが、必ず全部アースをとらないとだめです。

磁場を跳ね返すのはなかなか難しいです。透磁率の高い材料（鉄が一番安くて透磁率が高いです）を厚めに敷くと、家の中の影響が少なくなります。

私たちの家は、壁の中に電線が二～三㎞は走っており、過敏症の人は影響を受ける恐れがあります。家庭内の配線は普通はプラスチックのチューブの中に走らせますが、鉄パイプの中を通して鉄パイプからアースをとると電磁波をカットできます。

欧米のコンセントはアースがとれるよう三つ口ですが、日本は二つ口です。日本は一〇〇Vだから感電しても死ぬことはないとアースの口を落としたそうです。いつの日か三つ口にしてもらえると、過敏症の人も相当助かると思うのですが。

そして、使わないときはコンセントを抜く。

図1　電磁波対策住宅

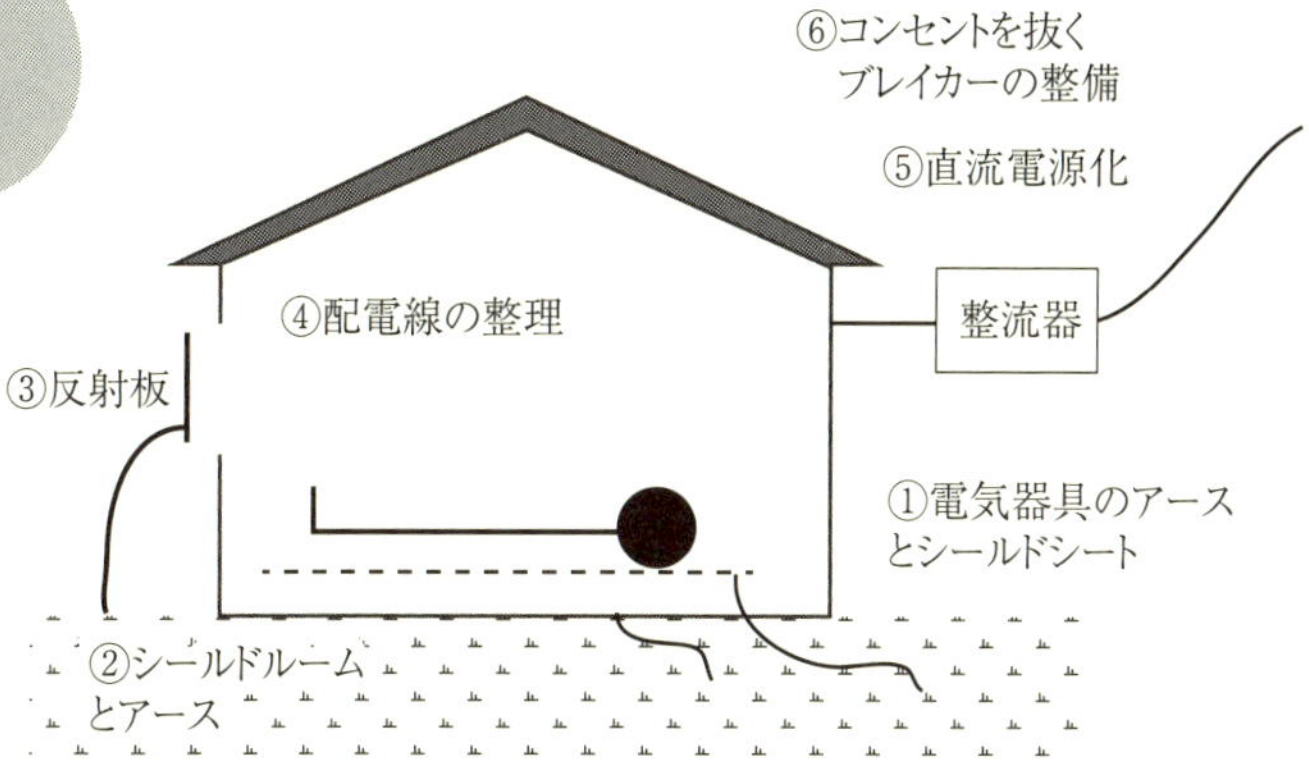

なかなか厄介で、家全体でこれをやるのは大変ですから、一部屋だけでも対策をして、電磁波過敏症になった方はそこで暮らすのが良いかもしれません。

鉄で棺おけを作って、その中で寝れば電磁波対策としては一番ですが、ちょっとドラキュラじゃあるまいし、そういうところで暮らすと鬱が出てきますので、やはり普通の環境で暮らすのが良いです。人間には適応能力がありますし、電磁波をゼロにするのは不可能ですので、減量作戦でやっていただきたいと思います。

電磁波過敏症と化学物質過敏症

化学物質過敏症になっている方は、電磁波過敏症になりやすい。ところが、電磁波過敏から化学物質過敏症になる方は比較的少ないのです。

欧米に比べて日本では、化学物質過敏症の方が電磁波過敏症になることが結構多い。電磁波環境が日本の方が悪いからなのかもしれませんが、理由はよくわかりません。

電磁波過敏だけの患者さんは少ないので、そういう方々のデータを積み重ねることも非常に難しいのです。

では、なぜ化学物質過敏症を持っていると電磁波過敏になりやすいのか。

化学物質過敏症の発症についての一つの考え方ですが、体に入った化学物質は、普通は解毒されてどんどん体外へ出ます。ところが、解毒能力は人によってまちまちで、解毒がちょっとでも遅れると、体の中に酸化窒素ができます。これに化学物質が当たると過酸化亜硝酸ができる。過酸化亜硝酸ができると、活性酸素ができる。活性酸素ができるとまた酸化窒素が…という悪循環になります。そして、神経の過敏反応が起き、毒物の脳内進入がしやすくなります。

そして、電磁波もやはり活性酸素を増やしますし、電磁波も脳内への毒物進入を促進します。毒物が脳内に入りやすくなりますから、電磁波を浴びせると、動物が死ぬ化学物質の中毒量も減ります。

また、電磁波によって神経の過剰反応が出ると、化学物質過敏症で過酸化亜硝酸が出るのと同様の問題が出てくるのではないかと考えられます。

図2　過酸化亜硝酸を考慮した悪循環

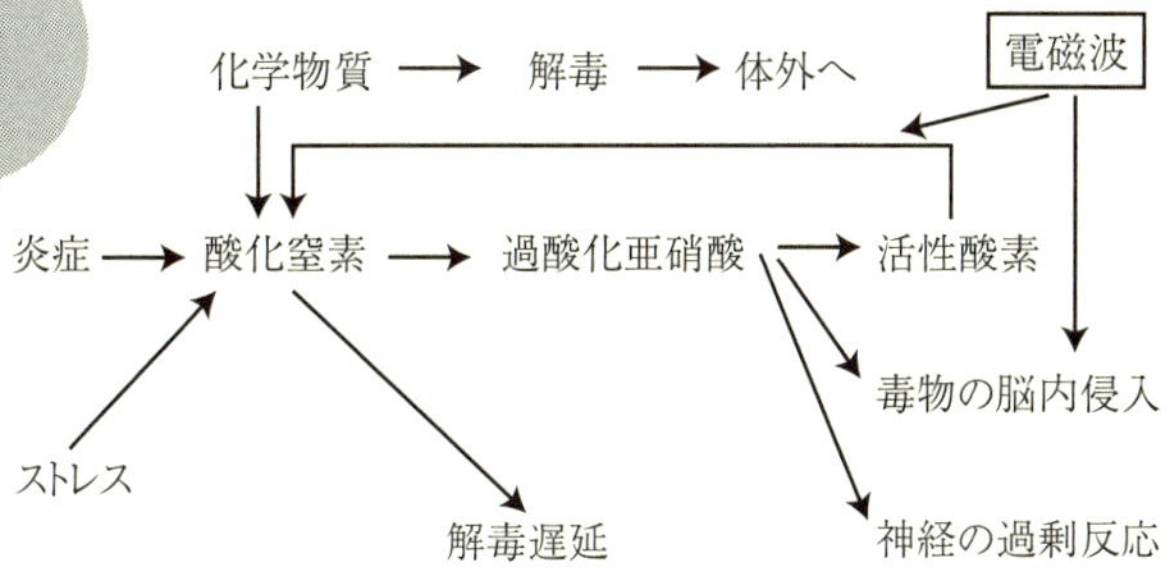

Dr. Martin Pallより改変

電磁波過敏症の治療（栄養）

電磁波過敏症も化学物質過敏症も、結局は基本的に治療方針は似たものになります。

まず、栄養です。

化学物質過敏症の方には薬をあまりお勧めしたくないので、食べ物からとるのが良いです。B12が一番多いのはレバーです。カロチンはトマト、ニンジン、カボチャなど。フラボノイドは大豆。豆腐より、おからが良いです。それと電磁波過敏症の方にはビタミンDの摂取が有効です。

スウェーデンの報告では、電磁波過敏症の人に一番効くのはマグネシウムだそうです。一番良いのはにがりを少し多めにとっていただくこと。スーパーで安く売っていますし、お豆腐屋さんでも分けてくれます。

カルシウムも必要です。ヒジキは非常にカルシウムが多いのですが、ちょっとヒ素が多いので、電磁波過敏症の人とか、妊娠中の方は、控えめにした方が良いかもしれません。

私たちの医療はまだまだ非常に未発達で、体調を本当に回復する薬はほとんどないです。血糖値を下げる薬はあっても、糖尿病を治す薬はないです。血圧を下げる薬はあっても、高血圧症を治す薬はないのです。でも、マグネシウムにしても、電磁波過敏症に効くばかりでなく、筋肉の弛緩作用があるので、肩こりに効くし、血管が広がるので血圧が下がるとか、普通の人にもプラスの面があります。体の健康管理は、栄養が一番基本ですから、地味ですけども、電磁波過敏症を良くするには、こつこつとやっていくしかないのです。

フィンランドから電磁波過敏症の報告です。これが今年（二〇一三年）の最新のニュースです。食事が一番有効です。ご自宅の地味な家庭のお惣菜が一番体に良いです。それから、サプリメントと、運動の増加。「精神的な治療」は精神病の薬や治療のことですが、電磁波過敏は精神病とは違いますから、これは効きません。

電磁波過敏症の治療（ストレス解除）

ストレスが増えると、先ほど言った酸化窒素が非常に増えて、悪循環になります。電磁

表4　電磁波過敏症の治療と対策

栄養	
過酸化亜硝酸の捕集	ビタミンB 12
過酸化亜硝酸や活性酸素の捕集	ビタミンC、E、カロチノイド、フラボノイド、セレン、亜鉛、α-リポイック酸
細胞の呼吸改善	酸素補充、CoQ 10、L-カルニチン
代謝改善	各種ビタミン
神経過敏性の抑制	マグネシュウム、メチル基、カルシュウム

表5　フィンランドからの電磁波過敏症 治療報告（2013年）

	有効例
食事	69.4%
サプリメント	67.8%
運動の増加	61.6%
精神的治療	0%
投薬	0%

波を怖がることでストレスが加わると良くないので、できるだけ好きなことをやって遊んだ方が良いのです。電磁波過敏症になると、なかなか表へ行って遊びにくいかもしれませんが、その中でも多少悪くても我慢できる所があったら出かけた方が良いです。

それから、昔ながらの養生です。早寝早起き、軽い運動、お風呂や温泉です。

電磁波過敏症の治療（歯科的対策）

過敏症の方に多い顎関節症の治療によって、過敏症にも効果がある場合があります。

また、歯の中にアマルガムがあれば、これは水銀の合金なので、もちろん取った方が良いです。

また、歯の中にいろいな金属があると、イオン分解しますから、人によって電流が流れます。それによって患者さんに問題が出るかもしれませんけれども、その場合は歯科の先生と相談しながら治療していただければ良いと思います。

高周波と低周波

「高周波による電磁波過敏症では身体的な反応が出やすい。低周波による電磁波過敏症は神経症的な反応が出やすい（Johansson A, et al: 2010）」と、最近、精神科の先生が報告しました。「神経症的な症状」だから「思い込み」なのだと思われると困ります。電磁波は神経の伝達物質に影響するので、精神的な症状が出る可能性があります。

もう一つは、高周波は、どこから出ているのか自分で見当がつくことが多いわけです。だから、ある程度は避けられるから精神的な不安感はあまりないのです。ところが、低周波で症状が出ると、家庭内に居場所がなくなります。だから、神経症的な症状が出ても不思議はないと思います。

電磁波過敏症と精神疾患

電磁波で影響が出ない人を「健常者」と言っていますが、これは「電磁波鈍感症」なのです。健常者と思わないでください。体の中にマグネタイトがいっぱいあるのに感じないのですから。

それから、先ほど言いました電磁波感受性の人たち。感受性と過敏症の間はハッキリしません。

電磁波過敏症になると、電磁波が怖くなるのは当然ですよね。恐怖感があるからこそ、私たちは避けて、これまで進化の過程で生き延びているわけですから。だから、恐怖症が出てきても構わないと思います。

ただし、恐怖症が行き過ぎると、妄想の出る方が出てきます。ここまでくると、なかなか治療が難しくなってきます。

先ほど電磁波過敏症には精神的な薬は効かないと言いましたが、電磁波過敏症のうえに電磁波恐怖症があると、それがストレスになって過敏症が増幅しますので、恐怖症にもそれなりに対応していく必要があるかと思います。

電磁波恐怖症を悪化させないために

妄想がひどいときには、やはり心療内科などの治療も必要になってくると思います。そこまでいかないうちに、ご自分でやれるのは、いわゆる行動療法です。行動療法とは何かというと、弱い電磁波を浴びてもらい、調子が悪くなったけれども、まあ、何とかなったということを、ご自分で経験、実感してもらうことです。電磁波過敏症は、つらいけれども、死ぬ病気ではない。そういうことをある程度実感して、恐怖症に打ち勝っていく必要があるのです。

もう一つは呼吸法です。腹式呼吸です。健康管理に何が効くかというと、腹式呼吸が一番効きます。お寺の和尚さんが大声でお経をあげる、あれは腹式呼吸です。神主さんも、笏を抱えて大きな声で祝詞をあげます。あれも腹式呼吸です。牧師さんもマイクを使わずに大声でお説教します。禅宗のお坊さんも、座禅を組むときに腹式呼吸です。宗教関係者は、なぜか数千年前からこれをやっているのですが、腹式呼吸をやりますと、脳にアルファ波が出て、非常に脳が落ち着いてくるのです。

だから、もし信仰のある方は、大声でお題目でも、念仏でも、賛美歌でも、何でも良いのですが、やっていただけると良いです。そうでない方は大きな声で歌を歌うとか、ヨーガや太極拳です。こういうごくごく地道な健康管理が一番良いのではないかと思います。

図3

電磁波過敏症と精神疾患

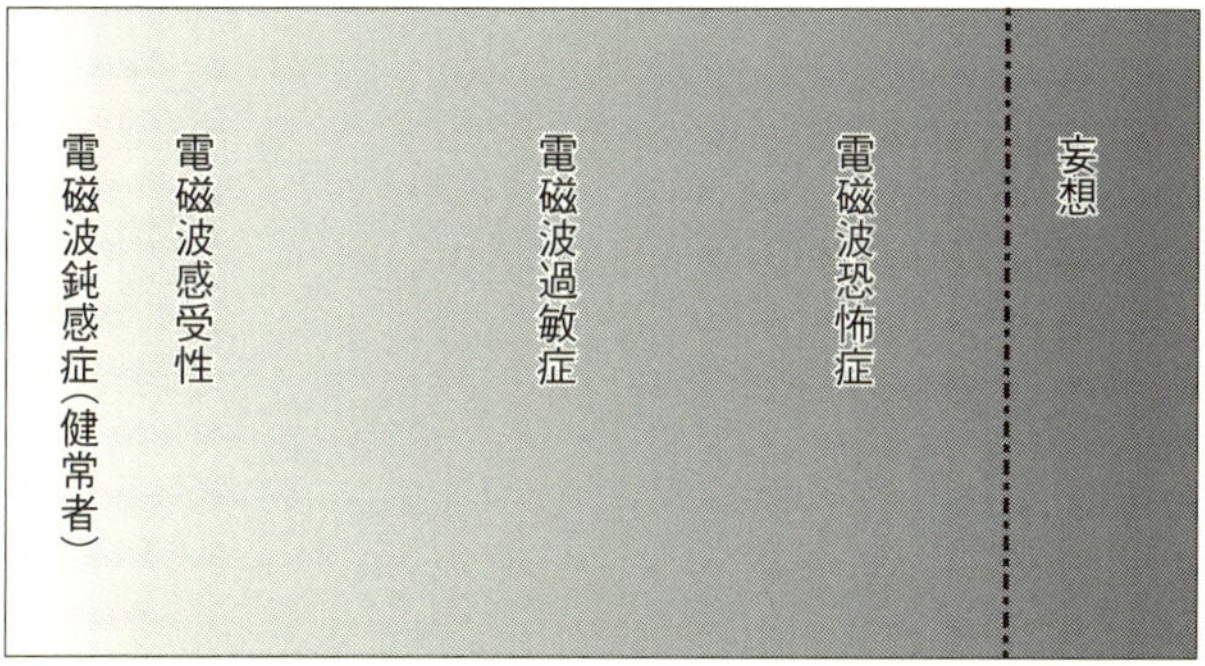

それから、もう一つ筋弛緩法があります。ぐっと肩に力を入れて、ふわっと力を抜く。ちょっと調子悪いときに、これを数回繰り返すと、相当、恐怖感とか落ち着いてきます。

女性の方は不安、恐怖が強く出る傾向があります。過敏症は女性の方が多いです。自己防衛本能が女性の方が高いですから。環境が悪いと言って女性より先に逃げ出すような男性は絶対女性に好かれませんから、男性の感受性は女性より悪くしてあるのです。そうでないと子孫が残せないですから。

情報にあおられない

費用があまり高い治療法は、やらないでくださいね。電磁波過敏症は慢性疾患ですから、あまり高いとお金が続きません。

まちで売られている電磁波防御グッズは、相当うそがあります。電気の専門家だったら、まちの電気屋さんでも電磁波のことはわかりますので、これが果たして有効なのかを、相談されると良いかと思います。

それから、電磁波過敏になりますと、何か良い方法がないかとインターネットなどで探したりして、情報が入り過ぎます。申し訳ないのですが、患者の世界では、重症の患者さんほど一番大きな顔ができる。だから、重症の情報がどうしても入りやすいと思いますので、そういう情報にあおられないことです。

もう一つは、電磁波過敏症というのは、死に至る病でないと。だから、あっちこっちで支障が出ますけども、そういう点では安心して自覚しておいていただきたいと思います。回復までには時間かかりますけども、化学物質過敏症に比べると治りが良いのです。ただし、電磁波恐怖症から妄想まで来た人は、ちょっと治りが悪い人も出ますので、電磁波に負けないようにして頑張っていただかないとまずいと思います。

電磁波に集中しすぎない

人間は、集中するとものすごく感度が良くなります。例えば味覚でも、ソムリエがワインを何年もの、どこの産地と言い当てられるくらい、味覚は訓練すれば発達します。調香師もそうです。

電磁波に関してどんどん集中して、電磁波があるかどうか神経を練磨すると、電磁波に非常に敏感になる可能性があります。だから、できるだけ自分を訓練しないことです。集中すると、とんでもないことになってきますので。

それから、電磁波に対する感受性を訓練すると、頭にどんどん記憶してしまいます。女性ホルモンは記憶のホルモンです。犯人が女性に顔を見られると致命傷です。男性は、見てもボヤッとしか覚えていません。だから、女性ホルモンを利用して電磁波過敏を頭にたたき込むと、男性に比べて非常に不利になってくるのです。頭の中でどんどん訓練しないということが一番大事です。

長期戦をズボラに

この病気はいくら頑張っても、すぐ、一カ月でパッと良くなる病気ではないので、集中してどんどんやろうと思って真面目に考え過ぎると、体や精神的に参ってきますので、ズボラに治療することがどうしても必要です。また電磁波に遭っちゃった、まあ、ぼちぼち良くなればいいし、と。体は一本調子では絶対良くなりません。自律神経も神経系も、いつも波打っているのが普通ですから、あるときは良くて、あるときは悪いと。電磁波を浴びても、ある時ちょっと落ちても、またすぐ戻ってきますので、そういう点で、ズボラに加療して、長期戦を最初から覚悟していくということが絶対必要だと思います。

ズボラになって神経を電磁波に集中しないために何が良いかといいますと、適当に遊んでもらうことです。過敏症になる方は、一般の人よりもはるかに優秀で、頭の良い人ばかりです。真面目人間が多いです。それから、感受性が高いので、芸術も鑑賞眼も非常に高いです。私も診療していますと、化学物質過敏症には、芸術関係者が非常になりやすいです。

私のところ（そよ風クリニック）は診療費一万五〇〇〇円もかかります。お出でいただく気があっても、できたらその分、健康管理の方に使っていただいたほうが良いと思います。受診していただいても、こういうことしか言えないし、栄養指導しかできませんので、できたら今日の話で満足していただければ一番ありがたいと思います。

今日の講演のために、一応、過去一〇年間、最近の情報を全部読みあさってきたつもりですので、このあたりが今の最新情報じゃないかと思います。これで何とか満足していただければありがたいと思います。

質疑応答
――ＣＴやＭＲＩは何回受けると危険ですか？

どれくらいということは言えません。死ぬような病気など、どうしても必要な場合は無理してでも受けて、終わったらビタミンCやマグネシウムをとって沈静化するのが良いと思います。ビタミンCはアスコルビン酸の原末が添加物がないし、安いです。アスコルビン酸がだめな方は、天然ローズヒップからのものもありますが、良い物は高いです。それもだめなら、じゃがいも、さつまいもをモリモリ食べてください。

――アスコルビン酸は、どれくらいとれば良いですか？

毎食後に一ｇです。ビタミンCは吸収が良いので空腹時にとると、体がとりすぎたと思ってすぐ排出してしまうので、食後にとってください。飲み忘れたら、次の食後まで飛ばして良いです。過敏症はまじめな方が多いのですが「一ｇ」も、だいたいで結構です。

――電磁波過敏症の人は、先生がお話しされた白血病などの電磁波による健康障害になりやすいのでしょうか？

それは、まったく違います。電磁波からの逃げ足が速いですから、むしろ鈍感症の人のほうがなりやすいです。

――私は線維筋痛症なのですが、患者会で線維筋痛症と化学物質、電磁波は関係があると聞いたのですが？

慢性疲労症候群、線維筋痛症、化学物質過敏症は非常に近い病気です。米国の化学物質過敏症の診断基準は、慢性疲労症候群、線維筋痛症と重なっても良いとされています。

――孫は食事の時以外、おそらく一日七時間以上、スマホばかり使っています。いずれ健康障害が起こるのではないでしょうか?

おっしゃる通りだと思います。私たちは適応能力があり、スマホの電磁波を浴びていないと体調が悪くなるスマホ中毒、携帯電話依存症になる子どもが増えるのではないかと思っています。中毒と過敏症は隣り合わせです。

――太陽光発電を自宅に設置するのはどうですか?

難しいご質問です。直流で発電して交流に変え、さらに電圧を上げるので、変換器、変圧器を使います。それらを体に影響をしないところに置くとか、鉄板で囲ってアースをとるなど用心したほうが良いです。太陽光発電で過敏症になった方もいます。

――電車で隣の方が携帯を使うと特に右のひじが熱を持ったようになります。これは、どういうことですか?

過敏症の方は症状の好発部位(ある症状や病変が発生しやすい臓器や組織)が必ずあります。そこが特に敏感ということだと思います。特に心配はないと思います。

――蛍光灯に反応するし白熱灯は製造されなくなるので、ＬＥＤ照明はどうでしょうか？

ＬＥＤを直流で光らせると電磁波が弱くなるそうです。白熱灯は国内で作らなくても輸入品がありますので、白熱灯を使っていて大丈夫だと思います。

第5章

ある過敏症患者の壮絶な軌跡

奈良県御杖村

奈良県と三重県の境の奈良県側に御杖村《みつえむら》はある。人口一八〇〇人。村のキャッチフレーズは「森と風と手をつなぐ」で、村面積の九〇％は山林である。アクセスするには、奈良県の近鉄榛原《はいばら》駅からバスで五〇分、三重県の近鉄名張駅からもバスで五五分かかる。いわゆる僻地である。御杖村は古くから伊勢・伊賀地方と関係が深く、大阪方面からお伊勢参りする人はこの村を貫く街道を通った。バス便では不便だが、車を使えば思ったほど不便ではない。御杖村の最東部にある神末《かみすえ》地区には「赤目グリーンビレッジ」という別荘地帯がある。バブルの頃はけっこう人気の別荘地だった。別荘地なので当然電気は通っている。

小林恵利子さんは重度のＥＳ（電磁波過敏症）・ＣＳ（化学物質過敏症）患者である。小林さんの寝泊まりする家は、赤目グリーンビレッジからさらに車で一五分ほど入った山の中にあり、電気は通じていない。

小林さんと私のつき合いは長く、九年ほど前に彼女が私の本を読んだのがきっかけである。小林さんは電話が使えないため（電話の微弱な電磁波にも反応する）、手紙とファクスとのやりとりだったが、今回この本を書くため二〇一八年九月一日～二日、一泊で私は御杖村に行き、そこで初めてお会いした。

生保トップレディがESで地獄に転落

小林恵利子さんは一九七八年、二八歳の時に大手生命保険会社に入り、女手一つで息子さんを育て上げた頑張り屋である。いわゆる生保レディである。いまでも明るく能弁なタイプだが、その才能に加え根っからの仕事熱心だったため、最終的には部下四〇名を抱える営業管理職として、全社員約五万五千人の営業成績トップ二一名に入り、成績優秀者に与えられる「海外旅行」の褒美を二回も受けた生保レディのレジェンドである。絶頂時には医者並みの高収入だったという。

図1　奈良県御杖村

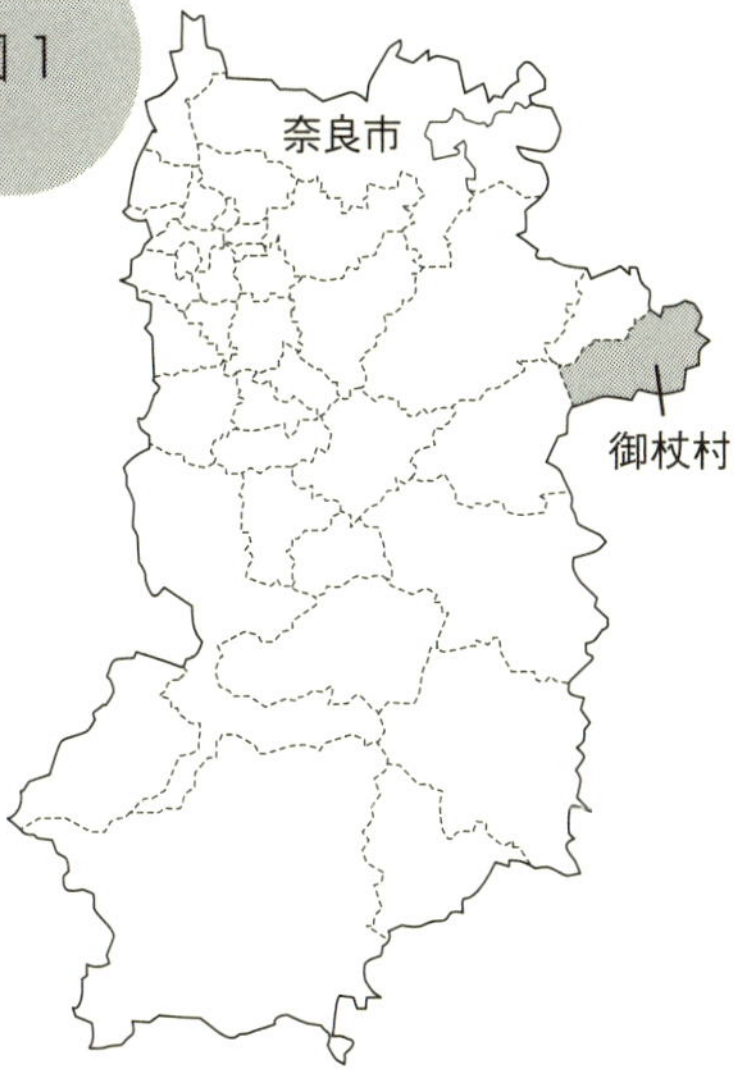

その彼女が定年を真近に控えた五八歳で休職に追い込まれた理由はES（電磁波過敏症）である。もちろん以前からESの症状は出ていた。小林さんは三一歳の時に大阪で分譲マンションを購入した。「西日本最大の公園都市」にある人気マンションを抽選で購入したが、そこに

落とし穴があった。二階の部屋を購入したが、真下はマンションの電気室（変電設備）だった。

一棟に一八〇軒が入る巨大マンションの電気室である。何十万ボルトの電圧からの相当量の電磁波を毎日浴びる生活が始まった。

はじめはアトピーから、そして…

異変を感じたのは入居して五年後である。アトピー性皮膚炎のような症状が出た。特に就寝時に猛烈なかゆみに襲われた。もちろん、それが電磁波からくる症状とは露ほども考えなかった。「いま思うと、ベッドの鉄製スプリングがアンテナの役割をしてより電磁波を集めていたのだと思う」。

入居後一〇年経つと、今度はめまい、次に心臓が締めつけられる症状が出た。年が経つにつれ症状は悪化し、二〇年位経つと突発性難聴や副鼻腔炎を発症した。それまでは症状は家だけで出たが、その頃になると勤務中にもめまいや心臓発作のような症状が出た。頑張り屋の彼女は、誰よりも早く出勤するのだが、みんなが後から出社し一斉にパソコンを稼働させると症状が出て、たびたび会社で倒れ救急車で運ばれるようになった。「これはおかしい」と病院でＭＲＩやＣＴスキャンの検査をするが、結果は「異常なし」。最後はメンタル的なものだろうと心療内科を受けさせられ、抗不安剤や安定剤が処方されるがよくならない。

漢方剤もあてがわれるがすごい動悸に襲われる。「おそらく、その頃にはＣＳ（化学物質過敏症）も併発していたのだと思います」。

ようやく電磁波過敏症かと思いつく

小林さんはＣＳやＥＳの知識は皆無だったため、「原因不明」の症状に苦しみ、アレルギー疾患、パニック障害、自律神経失調症などと診断され、とりあえず通院を続けていたが、ある時担当していた家電メーカーの携帯事業部部長が「電磁波過敏症で休職中」と聞き、「そんな病気があるんだ」と知った。また自宅マンションにＥＳに関するチラシが投函され、それを見ると自分の症状と似ていると思い、ＥＳについて調べ始めた。

その頃には蛍光灯の下で動悸、ラジオをつけると頭痛、車にも乗れない、パソコンもだめ、ＰＨＳもだめ、とだめだめづくしになり、ついに五八歳の時、休職に追い込まれ電磁波から逃れるため全国を転々とする生活が始まった。その頃には自分は電磁波過敏症だと確信した。

『電磁波過敏症』（初版本）に載っていた「福島県の温泉地のホテル」にまず行った、しかし本が出たころにはなかった携帯基地局がホテルの中に建っていて、ホテルのレストランで倒れてしまった。ほうほうのていで大阪に帰ったが、大阪の電気室の上のマンションには住めないので、別棟のマンション一〇階を購入しそこに住んだ。しかし、一〇階と同じ高さの一〇〇メートル先に携帯基地局が建っており、移ってから一週間で心臓発作を起こした。

絶望し、小豆島では自殺を図った

その後は友人や過敏症仲間の情報を頼りに、新潟、千葉、小豆島と転々とした。しかしどこに行っても高圧送電線や基地局があり、「もう私の生きられる場所はこの日本にはない」と絶望感に襲われ、小豆島で手首を切り自殺を図った。最愛の息子から「俺までノイローゼになりそうだ」と言われたのがショックで、「今なら息子に少しはお金も残してやれる」との思いで手首を切った。気を失って目が覚めたら血が止まっていて死に切れなかった。

そこで今度は両手首を切った。小豆島ではお遍路さんの寺に毎朝毎夕お手伝いのため通っていたが、夕方になっても私が寺に来ないのを心配した人が寺の鐘を鳴らしてくれた。その音を聞いた時、「ああ、生きなきゃ」と思い直し、血だらけになりながら寺まで辿り着いた。それから道路まで降りて歩いていたら、通りすがった車の親子に発見され、近くの病院まで運ばれ助けられた。

その後、大阪に戻り大阪の病院に入院するが、その病院はＥＳの治療に理解がなかった。そこでＥＳの治療をしている病院が佐賀にあると聞き、そこで入退院を繰り返し約一〇カ月間、佐賀で暮らした。

あらかい村で初めてらくに、しかし…

五八歳の時休職に入ったが、二〇一〇年八月に休職のまま六〇歳定年を迎えた。定年を迎えた一カ月後の九月に佐賀を離れ、当時「日本で唯一のＣＳ・ＥＳのための転地療養地」であった福島県南会津町の「あらかい健康キャンプ村」に入った。「初めて安心して呼吸ができる場所に出会えた」というのが実感だった。しかしそれも長くは続かなかった。七カ月後の二〇一一年三月一一日、福島第一原発事故が起こったためだ。

あらかい健康キャンプ村も同じ福島県にあり、いったん閉鎖となった。当時は再開の目途がなかったため、小林さんはＥＳ仲間の情報に頼って、長野県伊那市に移りそこで農作業小屋を借りて住んだ。しかしそこでも一カ月半経った頃、不眠や吐き気の症状が出た。原因は獣除け用の電柵だった。電柵は一万五千ボルトの電圧を使っていた。

そうして終の住処、御杖村に

再び「もう住める場所はない」と絶望感に襲われたが、「どうせ死ぬなら関西で死のう」と最後の決意で、関西の八〇カ所の役場に「過敏症であること、携帯圏外で電磁波が届かないところ」を探しているとファクスした。返信は六カ所の役場から来た。その中で一番早く返信を寄越したのが御杖村だった。返信には「御杖村には高圧送電線がありません。別荘地の奥には携帯電話圏外のところがあります」とあった。

こうして念願の御杖村の別荘地に、二〇一二年四月に移住することになった。移住する前に、息子さんが事前に測定器で電磁波量を計測してくれた。こうして万全な準備で御杖村に住み始めたが、数カ月後、再び体調不良になった。原因は小林さんが住む別荘のベランダのすぐ脇を通る六六〇〇ボルトの通常電線と変圧器（トランス）である。別荘の前の持ち主にお願いし電線を低圧（二〇〇ボルト）に変えてもらい、変圧器も五〇〜一〇〇メートル移動してもらったのだが、だめだった。別荘の土台の鉄骨がアンテナ役となり、電磁波を集めてしまったためだ。

やむなくその別荘には住まず、そこから車で一五分ほど山側に入った「長尾地区」の物置の横に簡易小屋を建てそこで寝泊まりすることになった。水道もガスも電気もない小屋

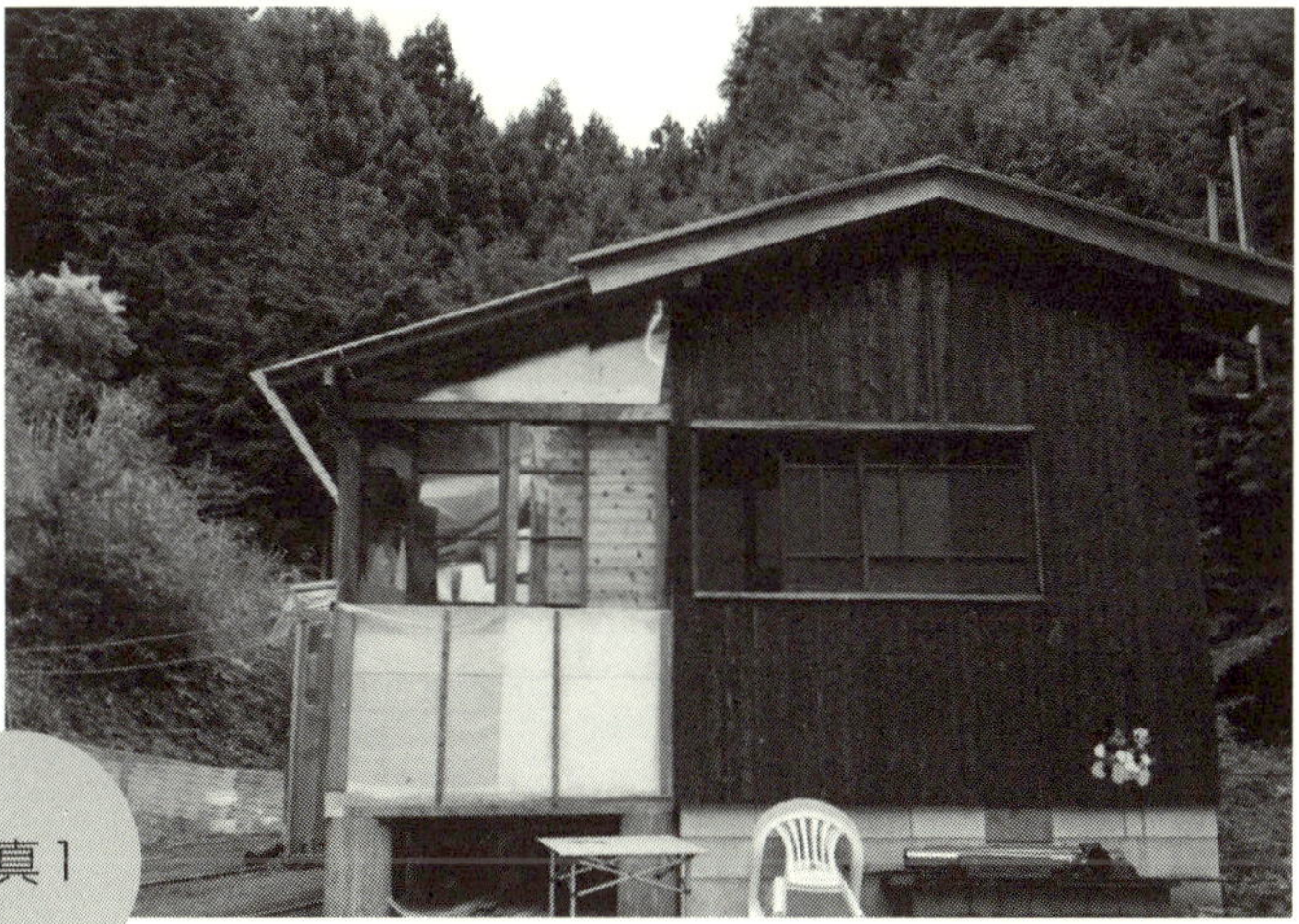

写真1

小林さんご夫妻が寝泊まりする家（電気、ガス、水道なし）
高西美和子さん撮影

である。しかし小林さんからすれば、ようやく安心して眠れる場所が確保された。

スマートメーターが安住地を破壊

住むために必死に闘い続ける小林さんに、新たな問題が発生した。二〇一六年九月、再び呼吸困難で倒れた。その前の同年春ごろから首や背中の左側や左腕に痛みを感じるようになっていた。痛みがだんだん強くなり六月にはかがむと胸に激痛が走る狭心症の症状が現れた。そして九月に倒れた。別荘や周辺を測定しても原因ははじめわからなかった。

やがて原因はスマートメーターと判明した。小林さん所有の別荘の北隣の建物に付けられていた電力消費計は従来からある「アナログメーター」だと思っていたのだが、これがスマートメーターだったのだ。アナログメーターは検針員が検針しそれに基づいて電気代を請求されるが、スマートメーターはメーター内にマイコンが装着され、無線でデータを送信する。したがって検針員が不要となるが、周辺には高周波電磁波が飛び交う。小林さんは関西電力を呼び、調べさせると、すでに周辺別荘に三〇台のスマートメーターが設置されていることがわかった。

小林さんの別荘の前の所有者は村会議員の方である。小林さんは関電に「助けてください！　メーターが原因で呼吸が苦しい」とファクスした。そしてその後、そのファクスの紙を持ったまま小林さんは家の外で倒れてしまった。そこをたまたま通りかかった村議が小林さんを見つけ、彼女が握りしめていた紙を見た。メーター交換が原因で小林さんが倒れたことを知った村議はすぐさま関電に電話し、「スマートメーターがあると小林さんは生きられない」と抗議したところ、なんと村議が電話して三〇分後に関電スタッフが駆けつけ、アナログメーターに変えた。その対応の早さに小林さんも驚いたそうだ。現在三〇軒につけられたスマートメーターのうち、二五軒が理解協力してくれ、アナログメーターに戻させた。それでも五軒はスマートメーターのままなので、小林さんは別荘地帯に二時間以上は滞在できない。

御杖村をＥＳの生活可能ゾーンに

小林恵利子さんは、重度のＥＳ・ＣＳである。電話はできないし、クーラーのある部屋ではいられない。化学物質にも強く反応する。私が小林さんに取材した時も、私のＩＣレコーダーに強く反応した。小林さんは電気もガスも水道もない小屋で寝泊まりしている。ファクスは寝泊まりする小屋から少し離れた場所（長尾地区）に家があり、その家は通電しているため、そこで必要なことを短時間だけいて処理している。当初購入した別荘は売りに出し、新しい買い手も見つかった。御杖村の神末地区は別荘地なため、別荘所有者は年に一回もしくは二～三回しか来ない。そのため小林さんの「お願い」（スマートメーターをつけないでとか）に耳を傾けてくれる。都会ではこうはいかないであろう。

フランスなどでは、携帯電話が通じないとかその他の電磁波もあまり飛ばないような「ＥＳのためのゾーン」がつくられている。御杖村をそんな日本版ゾーン（ＥＳ生活可能ゾーン）にしたいと小林さんは考えている。現在は、御杖村で知り合ったご主人（養鶏業を営む）とかわいいヨークシャーテリア二匹と生活している。

第6章

電磁波過敏症のまとめと対策

この本を最初から読んできた人はもうおわかりだと思うが、電磁波過敏症がどんなものであり、どう対処すべきかは各章のなかですでに説明されている。

電磁波過敏症の症状は電磁波の種類・周波数・量・被曝のしかた、等により一人ひとり多様である。したがって対策もまちまちである。この章で「まとめと対策」を述べるが、自分が過敏症だと思う人は、ぜひ第一章の事例からていねいに読んで頂きたい。そこに必ず対策のヒントがあるからだ。

電磁波過敏症とは

電磁波を被曝したことが原因で、頭痛、吐き気、疲労感、皮膚感覚の異常、一時的記憶喪失、めまい、筋肉痛、腹部への圧迫感など、様々な症状が出る病気を「電磁波過敏症」（ES = Electric magnetic Sensitivity）という。化学物質の被曝で身体が鋭敏に反応し様々な症状が出るのが「化学物質過敏症」（CS = Chemical Sensitivity）であるが、外的要因が電磁波か化学物質か、の違いがあるだけで両者の症状は酷似している。

電磁波過敏症の症状は以下だ。

頭痛、吐き気、疲労感、めまい、心臓動悸、痰が出る、不眠症、記憶力低下、皮膚がちくちく・ひりひり・ぴりぴりする、物忘れ、手足のしびれ、内臓圧迫感、むくみ、耳鳴り、不定愁訴、不快感、自律神経失調、筋肉痛、関節痛、不整脈、まぶしい、うつ状態、のどの痛み、頭が重い、体重低下、慢性的感染症、静脈洞炎、消化不良、湿疹、じんましん、下痢、便秘、大腸炎、過敏腸炎、変則的発作、全身むくみ、血管炎、学習障害、知覚障害、胸の痛み、まひ、心因性のあざ、胃痛、不安感、頻脈、かゆみ、目の乾き、のどや鼻や耳の粘膜の腫れ、日焼けのような熱さ、方向感覚喪失、歯やあごの痛み、などで、重症になると全身のマヒ、発作、失神、脳溢血を起こし、死に至るおそれもある。

厚生労働省及び日本の医学界主流は電磁波過敏症の存在自体を認めず、心身症、慢性疲労症候群、不安神経症、うつ病、更年期障害、自律神経失調症など、病名として確立した既存の病気に分類しようとする。しかし症状的には似ているが、電磁波過敏症は明らかに他と違う新しい病気である。それは主原因が電磁波にあることに特徴がある。

電磁波に鋭敏に反応する一群の人たちがいることはいろいろ証明されている。たとえば電磁波過敏症の人に背中を向けさせ、こちらが何をしているかわからない状況で、CDラジカセなど電気製品のスイッチを入れたり、切ったりすると、電磁波過敏症の人は正確に言い当てる。もちろんスイッチを入れたり、切ったりした音は聞こえないし、試しにスイッチを入れたまねをしたり、逆のことをしてもそれには反応しない。

また、電磁波過敏症の人が反応する周波数の電磁波を、ダブルブラインドテスト（二重盲検法、第2章参照）を使って、反応を確かめる方法でも確認できる。ダブルブラインドテストとは、験者も被験者もテスト内容は知らされず、第三者の立会人だけが内容を知っていて行なうテストで、客観性があり信頼度が高い。

脳の血流量の変化で判定する方法もある。

ダラスのＥＨＣ—Ｄ（ダラス環境医学治療センター）のウィリアム・レイ博士は、「環境医学国際シンポジウム」の場に電磁波過敏症患者を連れてきて、みんなのいる前で電磁波を当て患者が失神するのを実演したこともある、という。

ＷＨＯ（世界保健機関）の元事務局長グロ・ハーレム・ブルントラント氏（写真1）が電磁波過敏症であるのはよく知られた事実だ。ブルントラント氏はノルウェー初の女性首相として知られるが、出身は小児科医だ。彼女は携帯電話を使い始めた頃から、耳の周辺が熱くなるのを感じていた。その後、携帯電話を使う期間が長くなるにつれ、症状はますます悪化し、ひどい頭痛がするようになった。しまいには自分の四メートル以内で他人が携帯電話を使っても身体が反応するようになった。まさに電磁波過敏症になってしまったのだ。ジュネーブにあるＷＨＯの事務局長室では、携帯電話を必ず電源オフ状態にして入室させるようにした。「よく思いこみとか、神経症とか言う人がいるが、電磁波過敏症はそういうものではなく実在します」とブルントラント氏は語っている。この内容はノルウェーの新聞の一面トップで紹介された（二〇〇二年）。

もう一人「世界で最も有名な電磁波過敏症患者」といわれているスウェーデン人のパー・セガベック氏を紹介しよう。

セガベック氏はスウェーデンの携帯会社エリクソン社の技術者で、新型の携帯電話を開発している時に強い電磁波を浴び電磁波過敏症になった。彼だけでなく同僚約五〇人も発症したというのだからただごとではない。セガベック氏は首都のストックホルムに住んでいたが、自宅近くに携帯電話中継塔が建ったため、首都の郊外に引越しせざるをえなくなった。新しい自宅から都心の職場まで電車通勤したが、都心は中継基地局がたくさんあるので電磁波防護服を着ないと耐えられない。だがその防護服は宇宙服のようで極めて目立つ（写真２）。そのため「世界一有名な電磁波過敏症患者」になってしまったというわけだ。

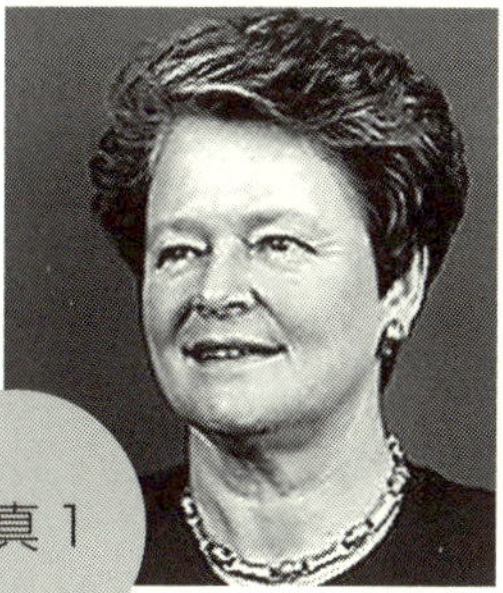
写真１
ブルントラント
元WHO事務局長

だがエリクソン社がセガベック氏を放置するはずがない。なぜなら「社員があたかも〝携帯電話の電磁波は危険です〟」と逆宣伝しているのも同然だからだ。そこで彼に「一週間のうち二～三日は防護服なしで出勤しろ」と命令した。撮影用カメラから出る電磁波にも反応してしまう彼がこんな要求を飲めるわけがない。結局、セガベック氏はエリクソン社から解雇された。現在エリクソン労組は「これは不当解雇だ」と、セガベック氏の支援に立ち上がっているという。

ヨーロッパは陸つづきである。ＥＵ（欧州連合）として国家単位を超える連合体を追求する地域だけに、情報の伝搬は早い。ブルントラント氏の件にしても、セガベック氏の件にしてもこうしたニュースは全欧州に流れる。だから電磁波過敏症の知識が日本と違い、欧州ではそれなりに浸透している。

電磁波について

電磁波とは空間を走る電磁気の波のことだ。私たちは「電波」という言葉を知っているし使いもする。しかし電波つまり電気だけの波というのは本来ありえず、実体は電磁波である。

どういうことかというと、電気あるいはその影響する場としての電場が変動すると必ず磁場が生まれる。反対に磁場が変化するとそこに必ず電場が生まれる。つまり電場と磁場は不離不即でお互いに密接に関連して生まれるのだ。これを「電磁誘導」という。

日常生活を思い浮かべるとそのことがよくわかる。五寸クギにコイルを巻き、そこに乾電池を使って電気を通す（変動させる）と五寸クギは磁石化する。そのため五寸クギの先に針をもっていくと針は吸いつく。しかしコイルを乾電池から離す（つまり電気を切る）と五寸クギはただの鉄の棒に戻る。磁石ではなくなるからだ。この電磁誘導の応用がモーターであり発電機である。

ラジオ波やテレビ波、あるいは携帯電話に使われるマイクロ波のような〝電波〟が空間

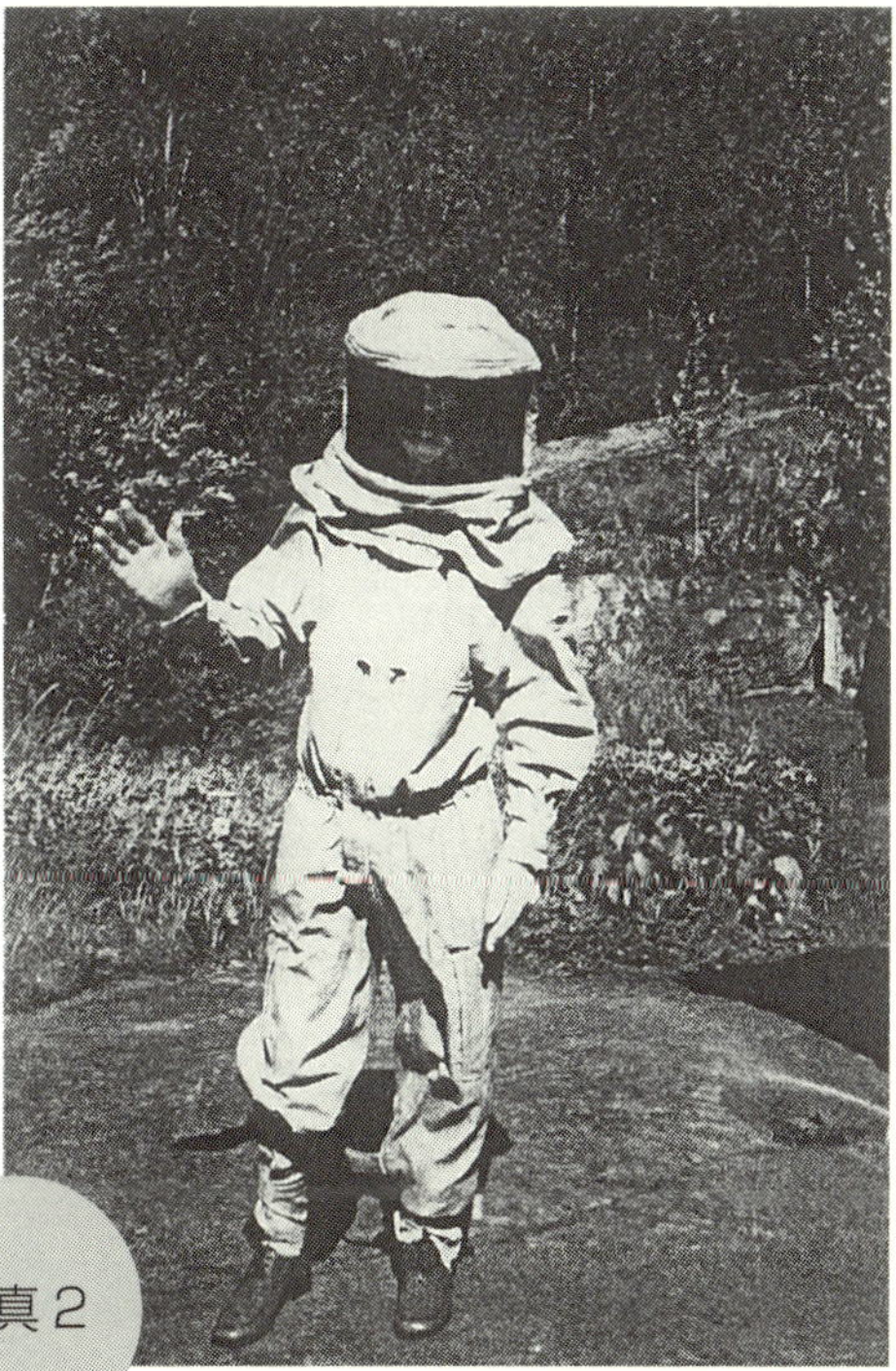

写真2

スウェーデンのES患者パー・セガベック氏。ビデオ『電磁波と人類の未来』より

を走るというのはわかりやすいといえよう。では送電線や電気コードの場合はどうか。電気コードなどを「導線」というが、導線内を通る電気は電流といい電磁波とは違う。だが電流がコードを流れる時に、必ずコードから電磁波が空間に出てくる。〝漏れる〟と表現するのが適切かもしれない。電磁波は空間を走る電磁気の波なのである。

電磁波にはいろいろ種類がある。波長がとても短くパワーのあるガンマ線やエックス線は物質の原子から電子をはがすほど強力なので「電離放射線」といい、それよりも波長が長い電磁波は電離作用がないので「非電離放射線」という。それを図示したのが図1だ。

電磁波過敏症の原因となる電磁波とは、通常は「非電離放射線」の範囲を指す。

電磁波のもたらす問題は大きく分けて二つある。一つが「乱・雑電磁波障害」である。電磁干渉といっても同じだ。電気・電子機器から出る電磁波が他の機器に誤作動を与える現象をいう。

わかりやすい例は、心臓ペースメーカーに携帯電話を一五センチ以内まで近づけると心臓ペースメーカーは誤作動を起こす。また飛行機内で携帯電話やすべての電子機器の電源を切るのはこの電磁干渉を防ぐための措置である。

電磁波のもたらすもう一つの問題が「人体・生体への影響」だ。これには「刺激作用」「熱作用」「非熱作用」の三つの作用がある（図2）。

電磁波の種類

図1

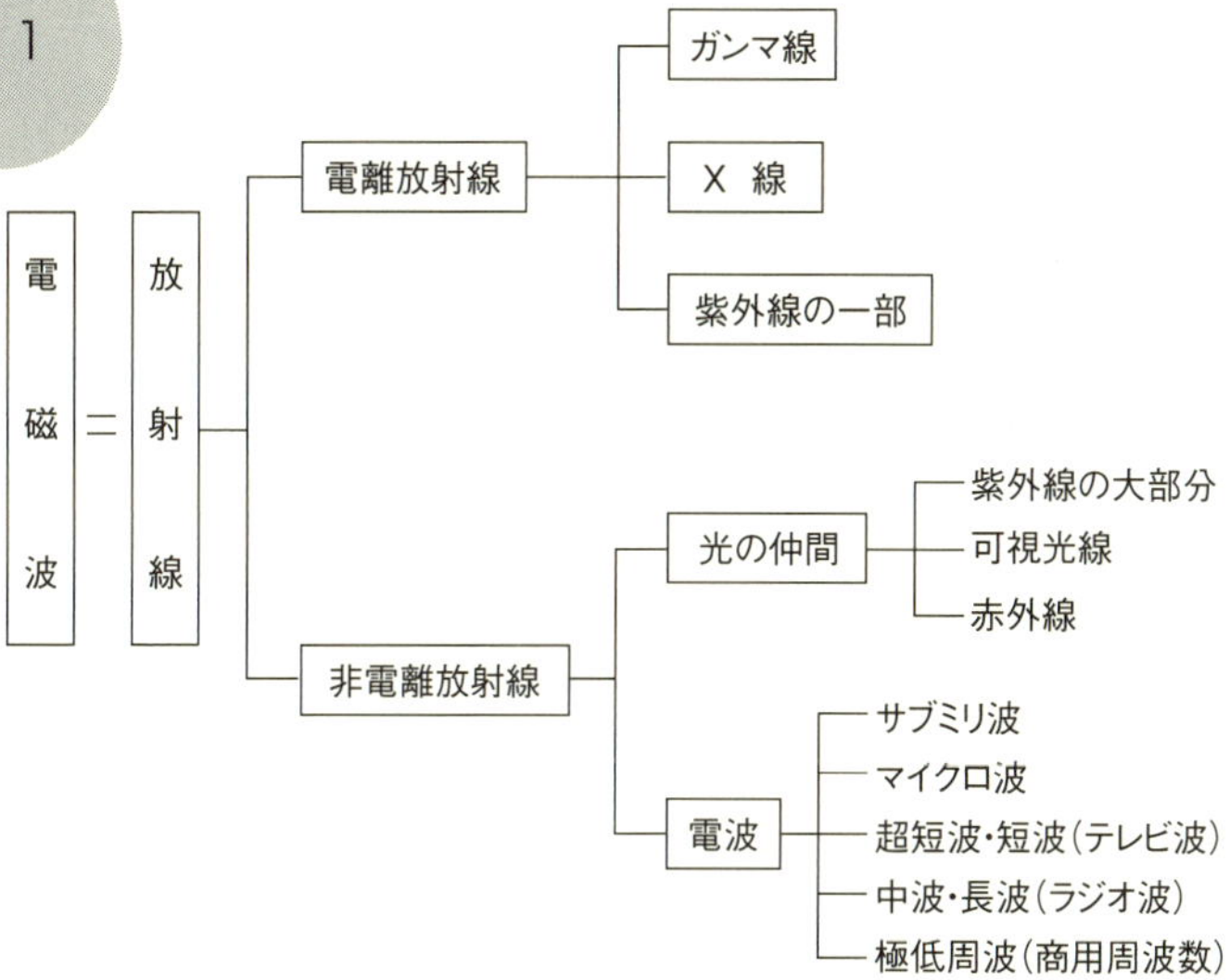

電磁波の種類

図2

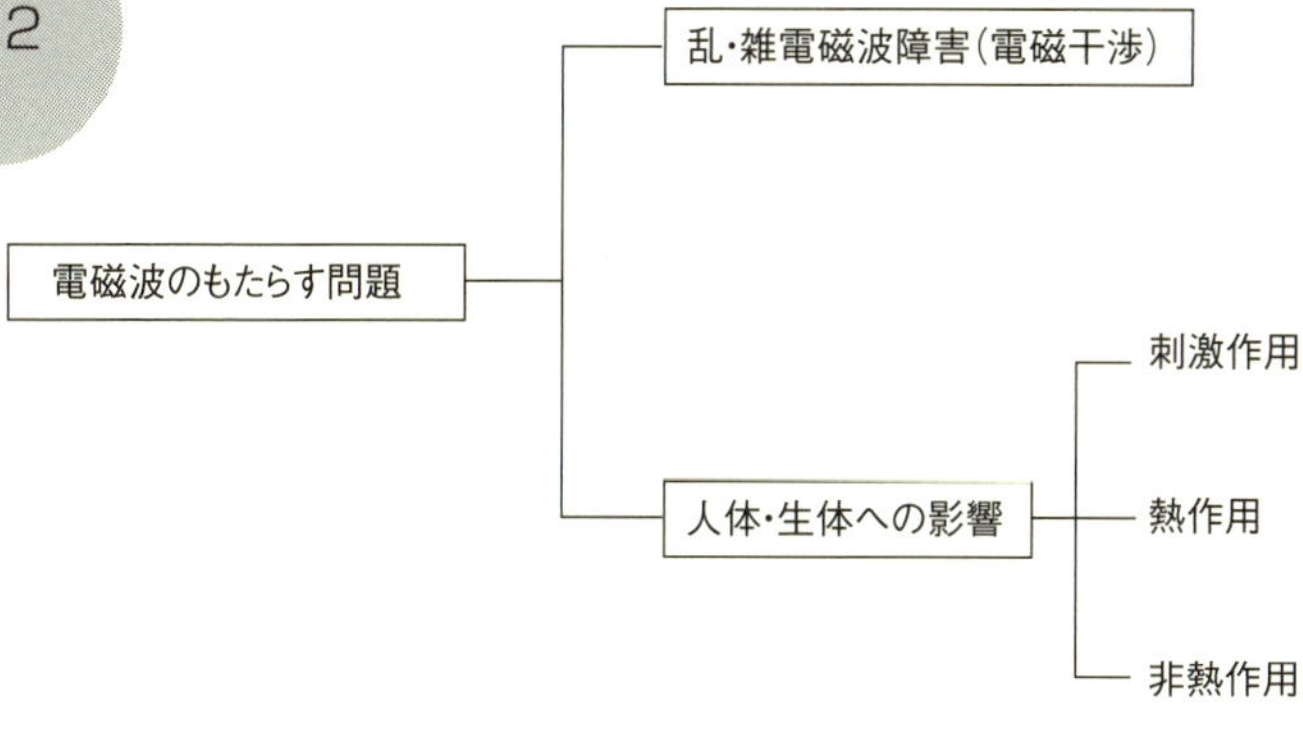

「刺激作用」とは、主に低周波領域で体内に誘導電流が発生し、神経や筋などを刺激する作用だ。宮田幹夫そよ風クリニック院長の言う「電磁波の毒物作用」である。

「熱作用」とは、電磁波が人体や生体にあたると全身や局所の体温を上昇させる発熱効果のことをいう。電子レンジのマイクロ波が典型だが、電磁波が「物を温める力」をもつことを理解するのは難しいことではないだろう。携帯電話の人体への影響をみる指標として使われる「ＳＡＲ」（熱吸収比＝電磁波エネルギー量）や携帯電話中継基地局から出る電磁波の「電力密度」（高周波電磁波のパワーを測る単位）についての総務省の基準値は、電磁波のこの「熱作用」を基にしたものである。

最後に残った「非熱作用」。これが電磁波過敏症に大いに関係する電磁波の影響力だ。刺激作用や熱作用を引き起こさない程度の極めて低レベルの電磁波量で、生体細胞からカルシウムイオンが流出したり、ホルモン分泌を抑制したり、染色体に異常をもたらす作用が働く。この非熱作用ががんや白血病やその他様々な病気をもたらすのではないか、とみられている。

非熱作用は、熱作用の一万分の一以下で起こるといわれている。一万分の一以下ということは一〇万分の一かもしれないし、一〇〇万分の一かもしれないのだ。

ＷＨＯ（世界保健機関）では、疫学調査による小児白血病発症リスクについて、「四ミリガウス（磁場強度の単位）で発症リスクが二倍以上」、という線で固まりつつある。非熱作用の影響は、電磁波過敏症の人だけでなくすべての人間に関係する。だからこそWHOも一九九六年から「国際EMF（電磁波）プロジェクト」を立ち上げ、新しい環境健康基準を設定しようとしてきたのである。低周波磁場については、WHOは二〇〇七年六月一八日、『極低周波環境保健基準』を発表した。高周波の環境保健基準は二〇一四年には出す予定だったが、二〇一八年一〇月段階でまだ出ていない。携帯通信業界による規制基準反対のための強力なロビー活動が水面下で激しく行われていることは容易に想像つく。四ミリガウスとは蛍光灯の近くで測定できる程度の微量な値だ。電子レンジやテレビの近くでは三〇ミリガウス～一〇〇ミリガウス以上の磁場が出ている。

一方、電磁波過敏症の人は四ミリガウスの一三分の一という低い値の〇・三ミリガウスで感知し反応してしまう。それだけセンシティブなのだ。

図1に戻ると「電波」領域は、サブミリ波・マイクロ波・テレビ波・ラジオ波・商用周波数と種類がいくつも分かれる（実際の種類はもっと細かい）。同じ「マイクロ波」でも第二世代携帯電話（デジタル音声用。ドコモで言えばムーバ）は一・五ギガヘルツ（一秒間に一五億回の周波数）や、〇・八ギガヘルツ（一秒間に八億回の周波数）のマイクロ波を使い、第三世代携帯電話（動画対応用。ドコモで言えばFOMA）は、二・〇ギガヘルツ（一秒間に二〇億回

の周波数）を使う。現在のスマホは、三・九世代や第四世代に突入しており、〇・七〜三G以上と幅広い周波数が使われており、近々には第五代も登場する。第五世代では、三・七G、四・五G，二八Gを使う予定だ。そしてそれぞれの周波数によって人への反応は違ってくる。電磁波量と周波数によって症状が様々なのは、丁度、化学物質過敏症患者がそれぞれの化学物質の種類や被曝量によって症状の出方が違うのと同じである。

電磁波発生源

電磁波発生源はいろいろある。すべての電気製品から電磁波は出る。

【「家の中」編】

家庭内電気配線、電子レンジ、スマートメーター、電磁調理器（ＩＨ調理器）、テレビ、冷蔵庫、掃除機、洗濯機、乾燥機、電気コード、家庭室内配線、ブレーカー、ステレオ、エアコン、ヒーター、ヘアードライヤー、電気シェーバー、扇風機、電気コタツ、電気毛布、ホットカーペット、パソコン、ノートパソコン、プリンター、コピー機、電気を使う電話機、携帯電話、ＰＨＳ、電気オーブン、蛍光灯、電子楽器、ミキサー、ウォシュレット、ウォーターベッド、電気式床下暖房機、電気式目覚まし時計、コードレステレフォン、照明器具、ＡＣアダプター、ＣＤ・ＭＤラジカセ、ビデオ再生機、ビデオカメラ、電動ミシンなどなど。

【「家の外」編】（自分の家以外、店等を含む）

高圧送電線、変電所、配電線（電柱と電柱の間に張ってある電線）、引込線（電柱と各家を結ぶ電線）、浄化槽のモーター、変圧器（電柱にある柱上トランス）、ラジオやテレビのアンテナ塔、レーダー、携帯電話中継基地局、ＰＨＳアンテナ基地局、自動車、電車、各種無線基地局、アマチュア無線用アンテナ、自動改札装置、盗難防止装置（ビデオショップ、本屋、その他店用）、交通レーダー、医療機関で使う医療機器、ＭＲＩ（核磁気共鳴映像装置）、ＣＴスキャン、レントゲン装置、マイクロ波、低周波治療器、ＡＴＭ、地下送電線、地下変電所などなど。

【「職場」編】

パソコン、ノートパソコン、プリンター、コピー機、シュレッダー、照明機器、蛍光灯、無線ＬＡＮ、自動車、エアコン、換気扇、携帯電話、ＰＨＳ、ＰＨＳ屋内発信アンテナ、電気配線、その他職種による各種電子電気機器、などなど。

まさに私たちはエレクトロ・スモッグ（電磁波スモッグ）の中で暮らしている、といえよう。

なぜ発症するのか

私たちの身体には、様々な外界の環境の変化に抵抗して身体の内部の環境を一定に保ち、健康を維持しようとする機能がある。これは「恒常性の維持」（ホメオスタシス＝homeostasis）と呼ばれる機能で、自分で病気と闘い、健康を維持しようという〝自然治癒力〟につながる生体が本来もっている基本的な機能である。

たとえば夏は三〇度を超す猛暑、冬は零度以下の厳寒でも身体の体温は常に三六・五度に保っていられるのは、この「恒常性の維持」（ホメオスタシス）のおかげである。外界が暑い時は汗を出して身体を冷やす効果をもたせ、逆に寒いときは皮膚を収縮させて体温を奪われないようにしているのは、頭（大脳）で考えてするのではなく、身体の中の「免疫」「神経（自律神経）」「内分泌（ホルモン）」の三つの要素がうまく働いて調節するからだ。

この三つの要素、とりわけ自律神経は電磁波過敏症の発症と深く関係する。

「免疫」とは外敵の侵入から自分の身体を守ることだ。細菌やウイルスや化学物質、あるいは電磁波の影響で体内に生まれた老廃組織や変異細胞が「外敵」に相当する。つまり自分の正常組織以外は外敵にあたり「抗原」と呼ぶ。この抗原を排除するために働く正常組織の防御軍を「抗体」と呼ぶ。抗体はリンパ球など、白血球の仲間で形成されている。抗体は特定の抗原にしか対応しない。そのため人間は一億種類の抗体をつくるといわれる。免

図３　ホメオスタシスと三つのバランス

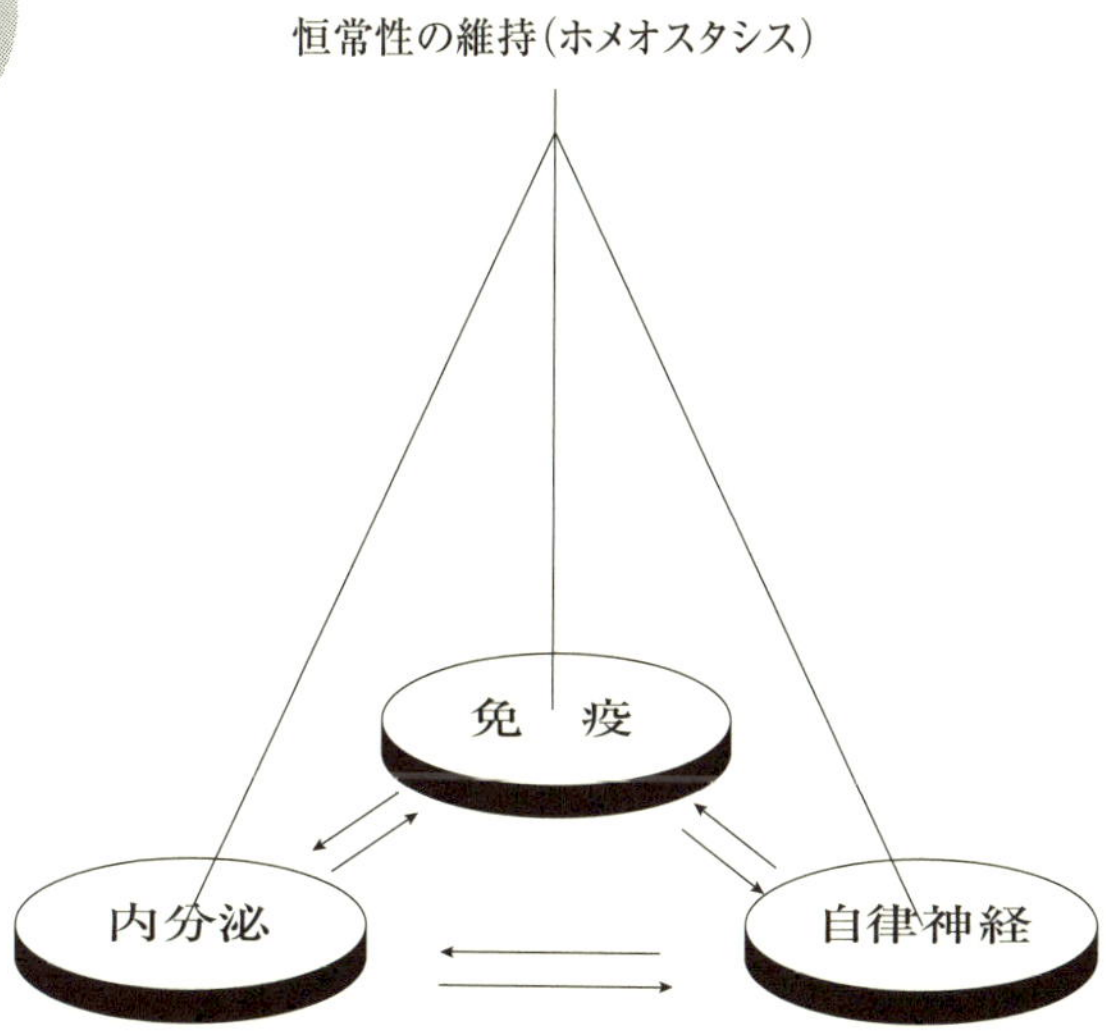

疫反応のことを「抗原抗体反応」というのはそのためだ。電磁波過敏症や化学物質過敏症に近いアレルギーとは、外界から入ってきた抗原に、身体の中の抗体が過剰に反応し、あらわれる症状である。

「自律神経」は、血管や内臓などを支配する神経で意識とは無関係に働く。電磁波過敏症は中枢神経系と深く関係している。

自律神経は、心臓の筋肉の心筋や、血管・消化管・気管支・膀胱・皮膚・目の虹彩といった平滑筋などの筋肉の収縮と弛緩の調節を行なったり、内分泌腺や外分泌腺から出る分泌物の量の調節を行なう重要な働きをもつ。

自律神経はさらに、交感神経と副交感神経に分けられるが、この二つの神経系統は正反対の働きをする。一部例外はあるが、おおむね交感神経が身体の活発化（車のアクセル）を促し、副交感神経が身体の抑制（車のブレーキ）の方向で働く。

自律神経が電磁波過敏症と深く関係することは電磁波過敏症の症状をみると理解できるであろう。心臓の動悸、めまい、皮膚障害、吐き気、むくみ、不定愁訴、不整脈、筋肉痛、下痢、便秘、などどれも自律神経と関わる健康障害である。

「内分泌（ホルモン）」は、身体内の内分泌腺など特定の組織や器官から分泌され、血液など体液で運ばれ、特定の組織や器官の機能に極く微量で作用する物質だ。性ホルモン、甲状腺ホルモン、視床下部からのホルモン、副腎ホルモンなどいろいろ種類があるが、ホルモンは身体内でメッセンジャーとして働き、身体内のそれぞれの組織や器官の活動を制御し、協調させることで「恒常性の維持」（ホメオスタシス）に大きく作用する。

たとえば、膵臓から分泌されるホルモンのインスリンは血糖値を一定に保つように、血糖値が上がるとインスリン分泌が増え血糖値を下げ、血糖値が下がると分泌が止まる。また甲状腺ホルモンは、身体の細胞に作用して心拍数の制御や、カロリー燃焼速度の制御、あるいは細胞の成長の調節を支配し、代謝機能に影響する。

これら「免疫」「自律神経」「内分泌（ホルモン）」は、それぞれ単独で機能するのではなく、互いに深く連動し合って、身体内の「恒常性の維持」（ホメオスタシス）を保っている。この三つのバランスは微妙なため、過敏症の人にとっては極くわずかな量の電磁波や化学物質が身体に加わるだけで影響が全体に波及し、バランスが崩れやすい（図3）。

とくに電磁波過敏症や化学物質過敏症の人は、自律神経機能が先に悪化し、そこから免疫系も、内分泌系も次々とおかしくなっていく傾向がある。

電磁波過敏症の人たちの話を聞くと、症状が突然あらわれるケースが多い。前述したように、人間には「恒常性の維持」（ホメオスタシス）の機構があり、身体に様々な負荷（ストレス）が加わっても、免疫や自律神経や内分泌の働きで身体の状態を健康状態に保たせているのだが、そうした適応能力を超えた負荷（ストレス）が加わった場合は、我慢できず症状となってあらわれる。身体が正直に反応してしまうのだ。

その発症のしくみは、ＥＨＣ－Ｄ（ダラス環境医学治療センター）の「過敏症の原理」（第2章、図1、六九ページ参照）がうまく説明する。

負荷（ストレス）の総量が「トータル・ボディ・ロード」（身体全体の負荷）である。負荷には第一に「生物学的負荷（ストレス）」として、かび・ほこり・花粉・食物・バクテリア・アメーバ・虫・ウイルス・原生動物・寄生虫などがある。「食物」というとなぜ？　と思う人も多いだろうが、食物は身体の中ですべて栄養になるわけではない。必要以上の食物の

図4

トータル・ボディ・ロード

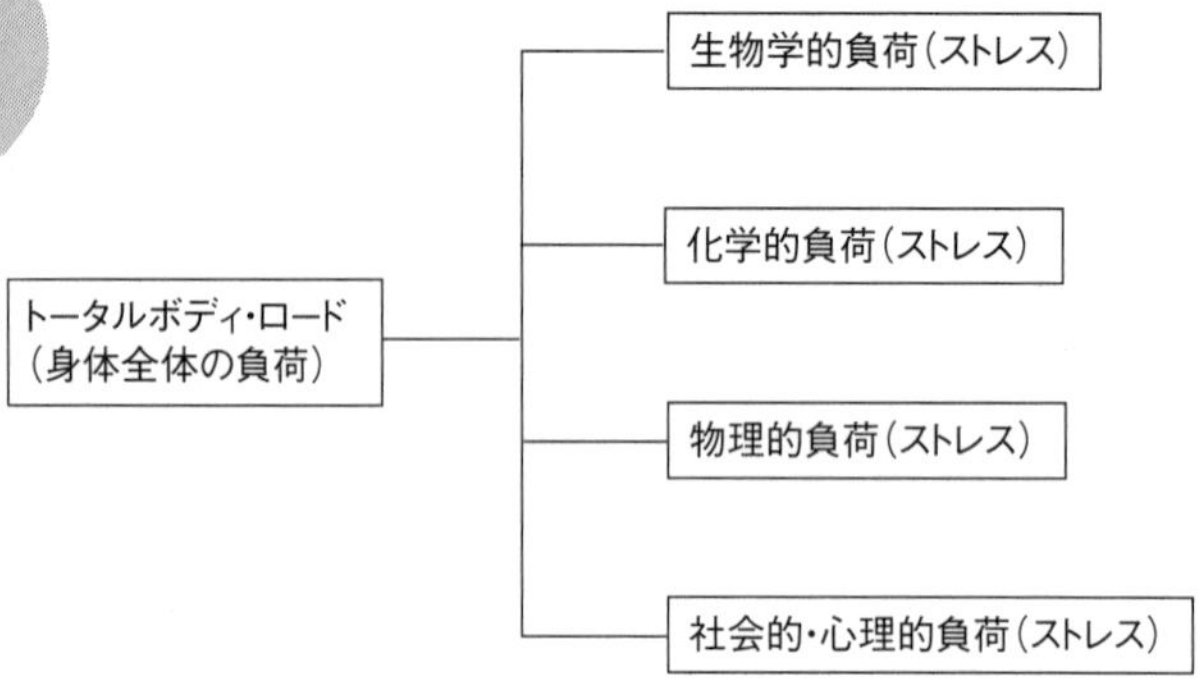

摂取は身体に負荷（ストレス）を与える。「暴飲暴食は避けよ」は至言である。

二つ目の負荷が「化学的負荷（ストレス）」である。化学的負荷を与えるものは、鉛・カドミウム・水銀・アルミニウムなどの重金属、オゾン、シアン化合物、塩素系、窒素《ちっそ》酸化物のような無機物と、石油・アルコール・プラスチック・農薬・殺虫剤・ホルムアルデヒドなどの有機物に分かれるが、私たちの日常生活は様々な化学物質であふれんばかりに囲まれている。揮発性の化学物質は口や鼻から体内に入るし、農薬で育った野菜や食品添加物やプラスチック容器から溶け出した有機化合物なども口から入るし、除草剤のついた草や土をさわることで皮膚から体内に入る。

三つ目の負荷は「物理的負荷（ストレス）」である。熱、冷気、ラドン、光（光も電磁波の一種だが）、音、天気や気候の変化などが物理的負荷で、電磁波はここに入る。音が物理力をもつことは理解しやすい。大量の音は時として人間を倒すほど強い。電磁波も電離放射線を思いうかべればわかりやすいかもしれない。ガンマ線やエックス線は通過するところに原子があるとその原子から電子をひきはがす力をもつ。

そして第2章の図1（六九ページ参照）にはないが四つ目の負荷として「社会的・心理的負荷（ストレス）」がある。職場におけるストレスや、精神的悩みは身体に負荷を与える。電磁波過敏症患者は、医者や職場の同僚のみならず、親兄弟や配偶者、親しい友人にも自分の症状を理解してもらえないことが多い。そのことがとてつもなく大きな、心理的負荷（ストレス）になっている。

「生物学的負荷」「化学的負荷」「物理的負荷」「社会的・心理的負荷」の四つの負荷（ストレス）の総和が「トータル・ボディ・ロード」（身体全体の負荷（ストレス））で（図4）、これはいわば「その人がどれだけ負荷に耐えられるか」という許容できる能力の限界を意味する。第2章の図1ではタルだが、コップにたとえられる場合もある。そしてタルやコップの大きさは、人それぞれによって異なる。大きい人もいれば小さい人もいる。このタルやコップに入る量を超えてしまうと、過敏症の症状があらわれるのである。言葉を変えれば、タルやコップがあふれた時は、その人の「恒常性の維持（ホメオスタシス）」が効かなくなった状態である。

一度発症すると拡大する過敏症状

電磁波過敏症の発症は、何か強い電磁波を一度に浴びたため「トータル・ボディ・ロード」（身体全体の負荷〔ストレス〕）を超えてしまったために起こる、というのが第一のケース。

次に、化学物質過敏症の人が、「あらゆる外的環境に敏感に反応する」ようになり、電磁波過敏症も併発してしまう、というのが第二のケース。

元々アレルギー体質の人や遺伝的に病弱な体質の人が、比較的弱い電磁波にもかかわらず浴びたことで電磁波過敏症になる場合が第三のケース。

一回に特別強い電磁波を浴びるのではなく、慢性的に長期間電磁波を浴びていて発症するのが第四のケースだ。

電磁波過敏症は女性が約七割を占める（特に主婦が多い）。これはＥＨＣ―Ｄ（ダラス環境医学治療センター）の患者データからいえるし、「電磁波問題市民研究会」に寄せられる相談件数からもいえる。理由は推定だが、①台所をはじめ家の中の電磁波量が多く、しかも女性はあまり外出せずに家の中ですごすことが多い。②男性に比べ、家の中にいてストレスを発散できる条件が少ない。③女性の方が子を生む性（別に出産しなくても）で危険な環境

図５　中毒とアレルギーと過敏症の違い

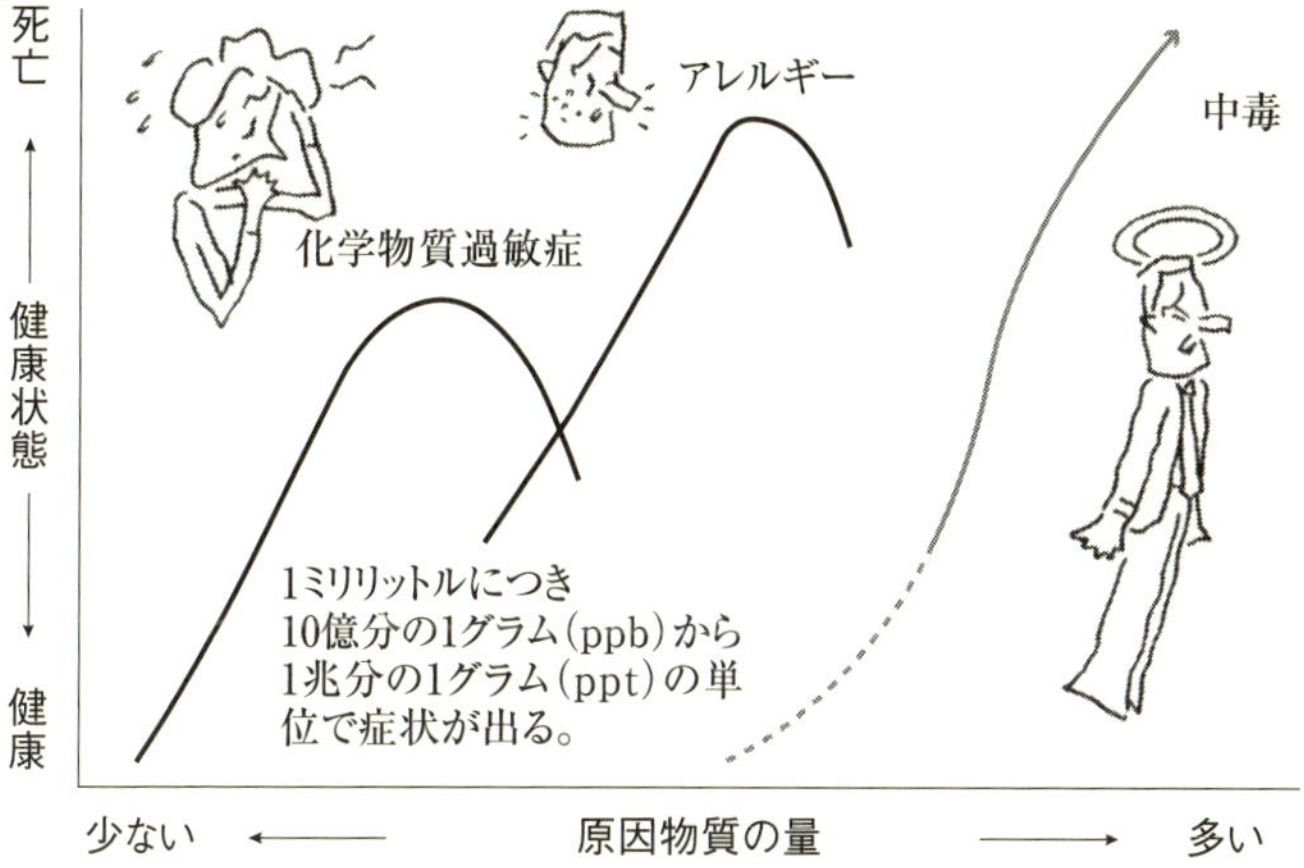

『化学物質過敏症』宮田幹夫著、保健同人社刊

を感知する能力が男性より高いからであろう。②の「ストレスを発散できる条件」とは家の外で人と会ったり、酒を飲んだり、といった〝気分転換〟の場のことで、女性でもそうした〝気分転換〟のうまい人は過敏症になりにくいといえよう。

　電磁波過敏症のやっかいなところは、浴びた電磁波の量や周波数によって症状の出方が一人ひとりまちまちなことだ。症状も一つだけでなく同時にいくつも出る。それでいて通常の検査では「異常」と出ないため、心身症・自律神経失調症・たんなる思いこみ、ある

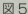

いは更年期障害、と医者から判断されやすい。そのため理解してもらえる医者をさがしていくつも医院や病院を訪ね歩く。周りにも理解してくれる人が少ないため、精神的に追いつめられ、実際にノイローゼやうつ病になってしまう人も少なくない。

ＥＨＣ―Ｄ（ダラス環境医学治療センター）の「過敏症の原理」の図（第2章、図1、六九ページ参照）に「スイッチ」とあるが、これは電磁波を浴び続けると途中から症状が変わる（スイッチする）ことを意味する。症状が頭痛だったのが、途中から皮膚がチリチリするようになったりするのがその一例だ。もう一つ「拡散」というのは、高周波に反応していた人が低周波にも反応するようになったり、同じ高周波でも一つの領域の周波数でなく別の周波数帯にも反応するように「拡散」していく。また出てくる症状も、頭痛や皮膚のチリチリから内臓圧迫感や物忘れ、うつ状態とどんどん増えていく。また、電磁波だけでなく、化学物質・音・光に対しても極く微量で反応するようになる。

中毒とアレルギーと、電磁波過敏症の違いについて説明する。図5を参照していただきたい。これはそよ風クリニック院長の宮田幹夫先生の著書『化学物質過敏症』（保健同人社発行）からの図だ。この中の化学物質過敏症を電磁波過敏症と読み変えてなんらかまわない。

中毒は、一定の量の原因物質（因子）を摂取すると大体一〇〇％の人に、程度の差はあるが同じような症状が出る。一度に大量に摂取した場合の急性中毒と少量を長期間摂取した場合の慢性中毒では症状の出方は当然異なる。典型例としては和歌山の砒素カレー事件は急性中毒で、タバコを毎日吸う人がなるニコチン中毒が慢性中毒である。電磁波でも感電は急性中毒にあたるし、時として死ぬ。毎日電磁波を浴び続けるレーダー操作員に白内障や無精子症が多発したのは慢性中毒にあたる（レーダー操作員は第二次大戦中に早くも対策として四時間従事したら四時間休止することが実行された）。

アレルギーは、身体内に入ってきた外敵に対して過敏に免疫反応が起こることであらわれる症状である。アレルギーと中毒の違いはアレルギーは中毒と違って必ずしも誰もが同じような症状がでるわけではないことだ。その点ではアレルギーは電磁波過敏症に似ている。ただしアレルギーの場合は「血液検査をするとＩｇＥ（免疫グロブリンＥ）が高くなるという明確な結果が現われ、ぜんそくや目や鼻の症状など、アレルギー特有の症状がはっきり出ます」（同『化学物質過敏症』より）という点が違う。

アレルギーは明確に検査結果が出るし、アトピーのように特有の症状が確認され医学界で認知されていることが過敏症との決定的な違いだ。電磁波でも日光過敏などはアレルギーとして認知されている。

それに対して電磁波過敏症は、アレルギーよりはるかに微弱な電磁波で反応が出るし、症状の出方もより多様化する。しかも通常の検査では結果は出ない。だから他の病気（慢性疲労症候群、心身症、更年期障害、うつ病、化学物質過敏症など）と混同されやすいのである（心身症は身体の症状が心理的影響から現われる病気。症状は不整脈、めまい、頭痛など）。

しかし電磁波過敏症がアレルギーや他の病気と決定的に違うのは「電磁波」が原因で引き起こされる病気だということだ。

最近は検査機器が発達したので、特定の周波数を患者にあてて反応をみることにより、電磁波過敏症の存在もわかってきた。問題は、厚生労働省や医学界主流の「頭の固さ」と、社会的認知がすすんでいないことだ。

対策について

電磁波過敏症の対策は電磁波対策一般と全く合致する。すなわち「電磁波発生源から離れること」「被曝量を減らすため被曝時間を減らすこと」の二点である。結論から言えば根本的対策はこれしかない。

「電磁波なんか恐くない。防護グッズやシールドの使用、〝適切な対処法〟があれば大丈夫だ」という人がいるが、はっきり言ってあてにならない。ＥＨＣ―Ｄ（ダラス環境医学治療センター）の「過敏症の原理」（第２章、図１、六九ページ）の図で「適応」とあるが、人間には「恒常性の維持（ホメオスタシス）」機能（図3、一八三ページ）があり、外からの刺激に対して自然に治癒していこうとする力が働く。すなわち置かれた環境に「適応」しようとする力が働く。しかし電磁波の被曝という根本原因をとり除かなければ、適応する力にも限界があり、ひどい時は以前より一層、電磁波に過敏に反応する身体になってしまうおそれがある。だから一時的に電磁波をシールドできたり（「電波暗室」のような特殊な施設以外完璧なシールドはありえないが）、〝適切な対処法〟（電磁波発生源から離れることが本来の適切な対処法なので〝〟をつけた）をしても、電磁波の被曝という原因の除去をしなければ、本質的対策にはならない。

しかし、そうは言っても今の社会が電磁波スモッグ状態を是認している以上、一〇〇％電磁波発生源からのがれることはできないので限定的な対策について以下説明する（それでも常に原点に戻ることは忘れないでほしい）。

電磁波過敏症の早期発見

スウェーデン、デンマーク、米国、ドイツ、英国などには「電磁波過敏症患者の会」ができている。またアメリカのダラスだけでなく、カナダ、イギリス、ドイツ、中国などにも電磁波過敏症の治療に従事する医療施設がある。もちろん日本の北里研究所病院臨床環境医学センターもその一つだ。

スウェーデンではこのまま推移すると近い将来、人口の一・九％が電磁波過敏症になると懸念されている。この割合を日本にあてはめると二〇〇〇万人以上の数になる。厚生労働省の報告によれば、なんらかのアレルギー症状を訴える人は現在、国民の三人に一人に達している。宮田幹夫そよ風クリニック院長は、化学物質過敏症のため体調の不良を訴えている人は国民の一〇人に一人、一〇〇〇万人を超える、とみている。

携帯電話が爆発的に普及し、全国至る所に携帯電話中継基地局（アンテナ）が雨後のたけのこの如く林立し、二四時間、三六五日、周辺にマイクロ波を照射している。第二世代携帯電話（デジタル音声）から第三世代携帯電話（動画配信）に移行し、次は第四世代携帯電話（より大容量のブロードバンド化）の開発まで進められ第五世代時代もすぐそこまできている。その分、電磁波量は増えていく。パソコンや電気製品も従来のコードにつなぐ方法だけでなく、無線ＬＡＮで空中に電磁波を飛ばす方法が横行しつつある。テレビもアナログ地上波が二〇一一年からデジタル地上波に全面移行した。デジタル波の方がアナログ波より生体への影響は大きいとする研究報告が次々と出ているし、デジタル波は人間が過去あまり経験していない波形だけに、どのように人間や生物に影響するかは未知数である。とにかく国中がＩＴ（情報技術）に浮かれ、電磁波規制は後回しにする国柄である。このまま突っ走れば、この日本で電磁波過敏症患者が大量に発生するであろう。私の予測がはずれてくれれば幸いだが、事態は残念ながら悪い方向に推移している。

こうした時代を前提とするならば、自分の身を守るためには、それなりの予防と対策が必要だ。そのためには、まず電磁波過敏症発生の兆候を知っておくことが大切である。

外国の電磁波過敏症の会の出しているパンフを参考に「兆候」をあげよう。

① 顔に変なほてりを感じ、時として顔に赤みがでたり、炎症が発生する。特に携帯電話をあてている耳周辺が熱く感じたり、パソコンの前にいると顔に熱さを感じる。
② 頭痛やめまいや吐き気がする。
③ 集中力が欠け、一時的に記憶や方向感覚がなくなる。
④ 顔や身体にチクチク感やかゆみや刺すような痛みを感じる。
⑤ 目がかわいたり、炎症を起こす。
⑥ かぜのひき始めのような感覚になる。
⑦ のどや鼻や耳の粘膜が腫れる。
⑧ 疲労しやすく、疲れがなかなか抜けない。
⑨ 呼吸がしにくく感じたり、動悸がする。
⑩ 歯やあごが痛い。筋肉痛や関節痛がする。

こうした症状は電磁波に限ったことではないので「原因不明」と思いがちだが、右記の症状が出たら、とりあえず、パソコンや携帯電話の使用を減らしたり、電気器具から少し距離を置いてみることをおすすめする。

電磁波過敏症の対症法

不幸にして電磁波過敏症になった場合の対症法について説明する。

電磁波過敏症になると感覚が鋭敏になり、化学物質や音や光にも過敏に反応する傾向が出てくる。ＥＨＣ―Ｄ（ダラス環境医学治療センター）のウィリアム・レイ院長によると電磁波過敏症患者の八割は化学物質過敏症を併発している。自分は電磁波過敏症のみで化学物質過敏症ではないと思っている人も、現在出ていないだけで併発する可能性があると考えて対応すべきだ。

まず最初にすべきことは、身の周りから電磁波発生源を離すことだ。電磁波発生源は一七八ページ～一七九ページを参照のこと。それと化学物質についても同時に注意すること。農薬、殺虫剤、漂白剤、洗剤、柔軟剤、食品添加物、壁や家具の塗料、スプレー剤、白アリ駆除剤、消臭剤、芳香剤、化粧品、抗菌グッズ、防虫・防かび加工剤、各種接着剤、燃焼ガス、保存剤、台所や風呂のクリーナー、衣料の染料、印刷のインク、などである。こうみていくと化学物質も電磁波同様、身体に悪いものが私たちの生活をとり囲んでいるのがよくわかる。

「そんなに気にしてたら生活できない」と思う人がいるかもしれないが、重度の過敏症になると有無を言わせず、そうした電磁波や化学物質から離れざるをえなくなる。第1章で登場した人たちはすべて実例である。いいとか悪い、と言っているうちは軽症の段階なのであって、重症になると、必死になって転居せざるをえない。それは「生きるため」の止むをえない選択なのだ。

そんな厳しい症状に陥らないために、以下電磁波対策について述べる。

①　必要でない電気量は使わないよう、家庭用のブレーカー許容アンペア数はなるべく小さいアンペア数にする（大きな家庭用アンペア数のブレーカーを設置すると電磁波被曝量もそれだけ多くなる）。

②　電子レンジを使う場合、スイッチを入れたらすみやかに離れる（極低周波電磁波は距離の二乗に反比例するので、離れるとグーンと電磁波被曝量は減る）。

③　照明は蛍光灯より白熱灯のほうが被曝量が少ない。

④　電気器具は容量が大きいものほど電磁波発生量は大きいので、不必要に大容量の電気器具を買わない。

⑤　寝る場所の枕元付近に電気製品は置かない。少なくとも枕元から電気製品は一メートル以上離す。

⑥　電気毛布は電磁波被曝量が大きいので、寝る一〇分前にスイッチを入れ、寝る時は消す（電磁波被曝量は「出力×被曝時間」であるが、もう一つ距離が大きく影響する）。

⑦　ホットカーペットも電気毛布同様、電磁波被曝量が大きい。なるべくなら別の暖房器具にかえる。まちがってもその上で寝ころばない。どうしても使わざるをえないならば「電磁波カット」製品を使う。

⑧「オール電化」は選択しない。特に電磁（ＩＨ）調理器は電磁波を開放系で使う機器であり、かつ調理用なので使用中離れることができないので最悪の電気製品の一つである。

⑨　電気シェーバーは電動式でなく、電池式又は充電式のものを選ぶ。

⑩　冷蔵庫は後側から電磁波が強く出る。冷蔵庫の置いてある壁の向こう側が子供のベッドだと危険なので、ベッドを別の場所に移す（極低周波磁場はコンクリートもつきぬける）。

⑪　電子レンジや食器洗い機やステレオ等電気製品は、基本的に使わない時は必ず電源を元から切る。特にテレビ等をリモコンだけ切った「待機状態」にしないこと。

⑫　パソコンは電磁波発生量の少ない機種を選ぶ。特にパソコンの後や横から強い電磁波が出るので注意する。

⑬　冷蔵庫は性質上、二四時間使うものなのでブレーカーを別配線にし、冷蔵庫以外は寝ているときだけブレーカーを下げられるようにするといい。その場合の明かりは電池式のペンライトか懐中電灯、あるいはろうそくにする。

⑭　家庭電気配線からの被曝も無視できないので居間や寝室や子供部屋や台所の配線には留意する。新築の際は電気配線に工夫を加える。

⑮　たこ足配線にしない。

以上の選択は個人でもできる賢い「慎重なる回避策」である。反対に個人の努力だけではどうにもならないものがある。高圧送電線や変電所、携帯電話中継基地局などで、これらは二四時間、三六五日被曝するものなのでやっかいだ。住民運動で撤去か移転をかちとるか、自分自身が転居せざるをえなくなってくる。最後の「提言」でこれについては言及する。

化学物質の回避策をいくつかあげる。

①　まず住宅の換気をまめにすること。最近はシックスクール対策で学校の全教室を二

四時間、強制換気するようにしている。換気の効果は思っている以上に大きい。

② 揮発性の消臭剤、殺虫剤の類はなるべく使わない。

③ 添加物の少ない有機栽培の野菜や食物を食べる。ジャンクフードは最悪。

④ 衣料は合成繊維のものは避け、木綿や麻など天然繊維のものを身につける。

⑤ 水道水は塩素やトリハロメタン対策として一度沸騰させてから使う。あるいは浄水器を使う。

⑥ 新築の家や新しい家具はどのような薬剤、塗料、接着剤、材料を使っているかチェックすることが大事。白アリ駆除剤は特に要注意。とくに「長く効能がある」製品はそれだけ有害性が強いと認識すべきだ。

⑦ その他

化学物質過敏症対策の本は電磁波過敏症と違って何冊か発行されているのでぜひ読んでいただきたい。

化学物質以外の音（特に低周波音）や悪臭、振動、煙も電磁波過敏症状を悪化させる要因なので注意すること。悪臭や煙は化学物質の問題でもある。

音の中で、「騒音」については公害の一項目にも指定されているので問題点は明白である。やっかいなのは低周波音だ。人間の耳は二〇ヘルツ未満の超低周波音は聞こえないが、鼓膜を通さず直接神経を通して脳を刺激する。また聞こえる範囲の音でも持続して発生する音は脳や身体に影響をもつ場合があるので注意が必要だ。

超低周波音は専門の測定会社に測定を依頼せざるをえないであろう。

治療と栄養対策

回避の次にとるべき対策は治療と栄養対策だ。治療と栄養対策はセットである。EHC—D（ダラス環境医学治療センター）では事ある毎に、食事や栄養補強の重要さを強調している。食事療法は治療の一環である。

治療の基本は患者自身の自然治癒力をどう支えていくかである。

その点で古代ギリシアの人で「医学の祖」といわれるヒポクラテスの以下の説は含蓄がある。

「病人の病状を正確に観察し記述する。病気そのものよりも病人の状況を全体としてとらえ、将来の経過を正しく予知しようとする。環境条件が病気の発生や経過、さらに人の体質や気質に及ぼす影響を審《つまび》らかにし、病気を自然現象としてとらえる。病気の治療法として、自然の回復力を重視し、食品法を主にし、それを病人の状態に合わせて指定する」

これが紀元前四〇〇年頃の人の説ということに驚かされる。要は、病気は生物に起こる自然現象で環境全体との影響と大きく関係しているという点で、ヒポクラテスは病気に合理的な説明を与えている。だから「医学の祖」といわれるのであろう。

電磁波過敏症の治療に際して、大事なことは、人間の「恒常性の維持（ホメオスタシス）」が機能するような健康状態にさせるには何が必要か、という観点だ。患者の自然治癒能力をどう回復させるかが治療の基本といってもいい。

EHC―D（ダラス環境医学治療センター）の治療方法は以下である。

① まず患者の状態を正確に知らせるための問診と検査を行なう。検査は尿検査、血沈速度の全血球計算値（CBC）、甲状腺と腎臓の検査、免疫グロブリン（血液中のタンパク質成分の一種）、スキャン、リンパ球・ビタミン・ミネラル・アミノ酸等の分析、動脈圧、血流検査、肺機能検査、抗原抗体複合測定検査、皮膚検査、などを行ない、患者の症状を誘発している原因物質、あるいは原因因子を徹底してさがし出す。また患者の病歴、生活環境、自覚症状、など患者に関する全体像をつかむため患者一人に二時間以上の問診を行なう。

② 次に、一般的に有害とされている物質や因子を患者の周辺から排除する。有害とわかっているものは、農薬、重金属、騒音、悪臭、などである。

③　次に、①で調べた患者の症状の原因である誘発物質・因子を合理的に回避するためにどうしたらいいか実践していく。有害物質とちがい、誘発因子は一〇〇％排除できるとは限らない。たとえば電磁波をゼロにすることは不可能だ。そこで少なくとも患者の自覚症状をひき起こさせない程度に回避させていくのが現実的対処だ。この場合、治療を行ないうるような病院はそれなりに電磁波対策を施しているので安全だが、患者の家や職場でも誘発因子を回避しなくては意味がない。そのため医者だけでなく患者自身が誘発因子を知り、自覚的に回避していく努力が強く求められる。誘発因子は電磁波だけではない。化学物質や生物学的因子（かび・だに・花粉など）あるいは社会的心理的ストレス要因も誘発因子に含まれる。

④　次に「恒常性の維持（ホメオスタシス）」には誘発因子の回避とともに栄養の摂取が重要である。誘発因子と闘うには患者自身の身体内のエネルギーが身体内で必要だ。エネルギーの源は栄養である。

食物は食料添加物を抑えた自然食・有機食品が大切である。人工添加物はそれを食物として摂取すれば、そこでまた人工添加物と闘うエネルギーが身体内で費やされてしまう。闘うエネルギーは誘発因子との闘いにこそ向けるべきである。

自然食品や有機食品であっても過敏症患者の中には食物アレルギーが出る場合がある。したがって食物アレルギー症状を回避するためには「フード・ローテーション」（同じものをくり返し食べない食事療法。回転食ともいう）が必要だ。同じもの（例えば魚のまぐろ）を食べる場合は中三日間空けて、四日に一度にする方法だ。この詳しい内容は第2章を参照されたい。「フード・ローテーション（回転食）」は患者のアレルギー抗体を強め過敏症状反応を緩和させるのに役立つし、なによりも必要な栄養分の摂取に役立つ。

⑤ 栄養補給品（サプリメント）の必要性も含め、もう少し栄養摂取について述べる。

電磁波を浴びると細胞に異変が起き、細胞内のバランスが崩れる。だが同時に崩れたバランスを修復しようとする機能も細胞内で働く。過敏症患者はこの修復機能がうまく働かず、様々な症状が出てくる。

重金属（鉛・水銀・カドミウムなど）が、細胞内で異変を起こしバランスを崩す因子であることはすでにわかっている。ミネラルやビタミンが解毒効果や抗酸化作用や白血球の機能に役立ち、症状緩和に貢献することも解明されている。そして症状緩和のために身体内で大量に消費されるミネラルやビタミンを効果的に補給しないと栄養不足になり、症状は再び悪化してしまう。過敏症体質の人は、こうした栄養補給がスムーズにいかない。そのため食事だけでなく別に外からミネラルやビタミンを栄養補給品（サプリメント）として供給してあげる必要がある。電磁波過敏症の人は、ミネラルとしては亜鉛、マグネシウム、カルシウム、カリウム等が不足がちだ。ビタミンでは、ビタミンC、ビタミンA、ビタミンE、ビタミンB等が不足がちである。しかしあくまで基本は食事による栄養摂取であることを忘れてはならない。サプリメントを摂っているため食事がおろそかになっているとしたら本末転倒である。

参考までにミネラルが豊富に入っている食品をいくつか例示する。

亜鉛＝エビ、カニ、レバー、カキ、ゴマ

マグネシウム＝海草類、天然の塩、アーモンド、豆腐（にがり入り）

カルシウム＝小魚、卵黄、チーズ、豆類

カリウム＝柑橘類、トマト、セリ、バナナ

ビタミンについては以下だ。

ビタミンC＝柑橘類、パセリ、ブロッコリ

ビタミンA＝ホウレンソウ、ニンジン、卵黄

ビタミンE＝豆類、サツマイモ、カボチャ

ビタミンB＝サバ、アジ、シイタケ、大豆

なお良質の脂肪を摂取するといい。脂肪の効能は第2章に詳しく述べている。良質の脂肪として、亜麻仁油《あまにゆ》やオリーブ油をEHC—D（ダラス環境医学治療センター）はすすめている。ただし脂肪の摂りすぎはよくない。

⑥ 患者自身の免疫力を高めるための免疫療法。これは素人考えでは危険なので医療機関の指示に従う必要がある。

免疫療法は、弱めた抗原をワクチンとして患者に接種し、患者の免疫システムを改善する療法だ。花粉症患者に花粉アレルギーの原因となるもの（抗原）を少量だけ患者の体内に入れ、徐々に患者の免疫力をつけさせていく「減感作療法《げんかんさ》」があるが、それと同じ考え方である。

⑦ 運動療法、サウナ療法、オステオパシー、心理カウンセリング、気功、その他の療法の採用。

電磁波過敏症の治療の難しさは、その人に効く対症の仕方が一人ひとり異なるところにある。ある人に効いても別の人には効かないということがザラにある。いわば特効薬はないし、回復には時間がかかる。

身体を動かし汗をかき、体内の新陳代謝を促すのは解毒効果がある。運動をすることが症状緩和に効果があるのはそのためだ。サウナも同様の効果がある。サウナでも低温サウナは長時間入浴が可能なので汗をその分多く出すので、一層効果がある。

「オステオパシー」は日本ではあまりなじみがないので説明を加える。オステオパシーは、ストレスなどが原因で起こる骨・筋肉・神経系・内臓・血管などの疾患部を治療するにあたって、身体全体のゆがみや障害にまでさかのぼって原因を調べ、身体全体の繋がりを解きほぐすことを通じ、患者自身がもつ自然治癒能力を回復させようという療法である。疾患部は疾患部だけの原因で起こっているのでなく、人間の本来持っている自然治癒力が減っているかあるいは能力が十分発揮できないために、疾患部にひょっこり顔を出したにすぎない、とオステオパシーはとらえる。具体的に言うと、腰痛は腰にだけ原因があるのではなく、内臓にあるのかもしれないし、頸椎あるいは足の関節にあるのかもしれない。そうした身体全体を調べ、原因となっているゆがみや障害をとり除けば、あとは人間が本来もつ自然治癒力が腰痛を治すであろう、ととらえるのだ。

心理カウンセリングは、電磁波過敏症発症原因の一つ「社会的・心理的負荷（ストレス)」面のケアを目的として治療にあたる方法だ。
「電磁波問題市民研究会」には多くの電磁波過敏症患者から電話・ファックス・eメール・手紙あるいは定例会への参加の形で相談が寄せられる。この病気が社会的に認知されていないため、相談にくる人は周囲から理解されず孤立しているし、被害意識の裏返しで〝攻撃的〟になっている人もいる。そのような状況がメンタル面で大きな負荷(ストレス)となり、症状がますます悪化しているケースが多くみられる。この人たちを「ノイローゼ」ときめつけないで、患者の身になって話をきき、適切なアドバイスをする心理カウンセリングをすることは、とても有効な治療方法である。

気功療法は身体内のエネルギーバランスを回復する効果があるので、電磁波過敏症の治療方法として採用されている。

気功法は二〇〇〇以上も流派があるといわれるくらい、種類が多い。一般的には「気」によって、呼吸器系、心臓、循環器系、消化器系、など全身の機能を調和させ、自己の免疫力・治癒力・調整力を高めることで疾患を克服しようという療法である。人によって、また気功療法の実践の方法によって、差はあるが、血液の循環促進、ストレスからの解放、心理的安定、で効果があり、電磁波過敏症の治療に貢献している。

人によって対策は千差万別

くり返し言うが、電磁波過敏症は一人ひとり症状の出方や障害の部位がちがう、というやっかいな病気である。理由の一つは電磁波の周波数のちがいが影響するし、被曝量やどういう状況で被曝しているか、ということが関係する。もう一つの理由は、その人の遺伝子、生活習慣、栄養状態、職業などにより体質の違いが生じ、症状の出方もかわることである。

ＥＨＣ—Ｄ（ダラス環境医学治療センター）は、初診患者に「六〇項目」のアンケートに答えてもらっている。

アンケート用紙は三〇枚にも及ぶ。患者のおいたち、家族構成、転居歴、病歴、職業の内容、生活の仕方、食事内容、電磁波や化学物質が身の周りにあるのか、その使用回数や使用時間、など詳細にきくためだ。

そのアンケート（問診票）に加えて、徹底した検査をし、患者がなにに反応しているのかを見極め、その患者に合った治療メニューを確定していく。そして検査内容や治療のメニューの内容を患者にも知らせ、患者自身が自覚して、医療スタッフとともに治療にとりくむのである。

患者の状態はみな違うので、治療メニューは、患者一人ひとり当然ちがってくる。食事療法にしても、症状緩和療法や免疫療法を施すかどうかも、ましてやオステオパシーや気功療法をとり入れるかどうかは、患者の状態の評価と検査結果いかんによって違い、一律には対応しない。

第1章に登場した人たちの例をもう一度、ていねいに読んでいただきたい。それぞれの体質、病状に応じて対策も違っていることがわかるはずだ。第1章では三人（三組）紹介したが、一〇人紹介すれば一〇人違うのが電磁波過敏症の実態なのである。

信頼できる医師や治療師に出会った場合はいいが、住んでいる地域によってはそうした環境にない人も多い。その場合、自分に合った対策や治療法は自分で見つけるしかない。EHC−D（ダラス環境医学治療センター）でも、ほぼ完治（通常の生活ができる程度に回復）したのは治療を受けた人の三分の二である。それほど難しい病気なのだ。

「電磁波問題市民研究会」の相談経験からすると、「とにかく、どんな方法でも知り、人の話を聞き、いろいろな方法にチャレンジし、自分の身体がラクになるやり方を自分でみつけ、実践する」人は、完治までいかなくても、ある程度「ふつうの生活」がすごせるまでに回復している。

電磁波過敏症対策のための六つの提言

電磁波過敏症の人たちの置かれた状況は深刻である。症状は苦しく、周りの人には理解されないため、一人で苦しんでいる人が実に多いし、自殺に追いやられたケースもある。電磁波過敏症の数は年々確実に増えている。こうした状況をいつまでも放置するのは社会的に許されないことである。

社会的課題としての電磁波過敏症問題の解決に向けて、以下六つの提言をしたい。

まず第一に、電磁波過敏症の存在を社会的に認知させることだ。

日本の医学界は電磁波過敏症の存在に否定的である。電磁波過敏症は電磁波の発生量がどんどん増える状況の下で生まれた新しい病気である。概して医学界は新しい病気への対処が遅れがちである。スギ花粉症が認知されたのは一九七〇年代に入ってからである。私は「カネミ油症被害者支援センター」の共同代表をしているが、カネミ油症や水俣病など「人類が初めて経験する病気」に対して、医学界の主流や厚生労働省が及び腰であるのを痛感している。

しかし医療の原点は「患者の訴え」ではないだろうか。頭痛、めまい、疲労感、皮膚疾患、関節炎、筋肉痛、不眠、不整脈、集中力低下など、電磁波過敏症患者の訴えは多岐にわたるが、訴え出た症状をとりあえず抑える薬の処方という対症療法ではなく、その背景にある原因に迫る努力こそ医学の本当の道ではないだろうか。対症療法ではこの病気は治らない。「三時間待ちの三分診療」では原因に迫る医療はできにくい。

電磁波過敏症は「思いこみ」でも「ノイローゼ」でも「更年期障害」でもない。電磁波に反応する病気であり、そのための検査方法もできている病気だ。したがって電磁波発生源を遠ざけ、各種のストレスを患者から解放してあげれば、症状は緩和されるのだ。それをトンチンカンに「気の病」ときめつけ、抗うつ剤のような不適切な薬剤を投与すれば、病状はかえって悪化しかねない。

両親・兄弟・配偶者・友人など身近な人が電磁波過敏症に理解があるかないかで患者の心理的ストレスは相当緩和される。会社の上司や同僚がこの病気を理解するようになれば患者の社会的ストレスは大いに緩和される。

そのためにも一刻も早く電磁波過敏症の社会的認知を実現させる必要がある。厚生労働省が電磁波過敏症を「病気」として認知すれば、保険が適用され、患者の経済的負担は大幅に緩和されるであろう。

第二に、電磁波過敏症の治療のできる医療施設と「電磁波の飛んでこない特定地域（ゾーン)」の設定である。

現在、電磁波過敏症患者を受け入れ、適切に検査診断し治療にあたれる医療施設が日本にはほとんどない。一方で患者は全国にいる。電磁波過敏症患者の中には、鉄道や飛行機など交通機関を利用できないほど重症の人もいる。鉄道や飛行機から出る電磁波に耐えられないのだ。そうした人でも治療がうけられるように地域配分を考慮して医療施設を配置すべきだ。そのためには公的な財源助成が必要となる。

それと重要なのは、「電磁波の飛んでこない特定地域(ゾーン)」の設定である。極低周波(五〇ヘルツ、六〇ヘルツの商用周波数)電磁波が届かない地域は全国どこにでもある。電線は面でなく線なので「面」を覆いつくすことはできないからだ。しかし携帯電話のマイクロ波が飛んでこない地域(不通話地域)はどんどん狭まっている。マイクロ波に反応する電磁波過敏症患者にとってはそういう電磁波が飛んでこない地域はホッとできる場所なのだ。そしてそうした地域は身体を休め、回復力をつける治療の場にもなるのだ。是非、そういうゾーンを確保し、そうした地域に自炊できる共同生活施設をつくれば、過敏症患者にとってなによりの〝憩いの場〟になる。できればその近くに医療施設があればなおいい。これから急増するであろう電磁波過敏症の「駆けこみ寺」というか、ケア施設を確保することは今後重要な課題となろう。

その点で、二〇〇四年七月一四日に総務省が発表した「過疎地でも携帯電話が利用できるように基地局建設に補助金を出そう」という趣旨の「電波法改正案」はとんでもない愚策だ。これは過疎地でも携帯電話の電磁波が届くようにするため基地局建設に助成金を出そうという政策だ。現在過疎地には携帯電話利用者が少ないので携帯会社は基地局をつくりたがらない。採算が合わないからだ。それが結局は「不通話地域」を生み、過敏症患者にとっては〝逃げ場〟になる。この「不通話地域」を〝解消〟しようと電波利用料を補助金に充て基地局建設の後押しをしようというのが「電波法改正案」だ。

こんな愚策が完全実施されれば、電磁波過敏症患者（とくにマイクロ波に反応する人）は日本国内で逃げ場を失う。多数者の論理で少数者の生存権をつぶしていいはずがない。「過敏症患者を刺激しない程度の高周波レベルの特別区（ゾーン）」を設定することはとても重要である。

第三に、超低周波と高周波の両領域に厳しい規制値を設けることだ。

家庭用電気機器や携帯電話については、その気になれば（あるいは市民の電磁波知識が高まれば）「個人による慎重なる回避策」をとることは可能だ。機器は基本的に遠ざければいいし、買わない、あるいは使わない選択もできる。携帯電話ならばイヤホンをつけて本体を頭部から離して使う方法もとれる。

しかし高圧送電線、六六〇〇ボルトの配電線（電柱と電柱を結ぶ電線）、変電所、携帯電話中継基地局は個人の努力で解決できない問題だ。それでいてその周辺には二四時間、三六五日、電磁波のシャワーが降りそそぐ。こうした「個人では対処できない」問題には、国や自治体が厳しい基準値を設け、規制をする必要がある。

高周波については「電波防護指針」という総務省の基準値が現在でもある。基準値は周波数によって異なるが、一・五ギガヘルツ（一秒間に一五億回の周波数）帯で「電力密度一mW／㎠（ミリワット・パー・平方センチメートル）」だ。単位を換えて言うと「一〇〇〇μW／㎠（マイクロワット・パー・平方センチメートル。μはマイクロのこと）」である。この値は電磁波の熱作用を基につくられたものである。人体への健康影響を考えたら電磁波の非熱作用を基にした厳しい基準値にしなければならない。現在、世界で一番厳しい基準値を採用しているのはオーストラリアのウロンゴン市で採用された「〇・〇〇一μW／㎠（マイクロワット・パー・平方センチメートル）」である。ウロンゴン市の基準値は日本の基準値より百万分の一も厳しい。こうした非熱作用を考慮した厳しい高周波基準を日本でも設定すべきだ。

極低周波については、日本には電場強度の規制値（三kV／m）しかなく、磁場強度に対する規制値は全くない。この電場強度規制値も電磁波の刺激作用に対応したもので「髪の毛がやや逆立つ程度」というとんでもない値だ。とても健康保護を目的としたものとはいえない。
磁場強度については『クロスカレント』の著者ロバート・ベッカー博士の提唱する「〇・一mG（ミリガウス）」が望まれる。当面現実的な規制値としては「二mG」が検討されるべきではないだろうか。この二mGという値は、スウェーデンの国立カロリンスカ研究所報告（一九九二年）の中で「小児白血病発症リスクは、二mGで二・七倍」と発表された値である。

高周波の「電力密度〇・〇〇一μW／㎠」にしても、極低周波の「磁場強度二mG」にしても、これは一般人に対する環境健康基準値である。電磁波過敏症の重症患者はこれより低いレベルで反応するため、決して「安全」な値ではない。しかし一般人に対して共通の厳しい環境基準値を設定した上で、例外として過敏症患者のための「センシティブ基準値」や「特別ゾーン」を設定するのが現実的だと私は考えている。

なお、環境健康基準値を設定する際の原則として「アララ原則」の採用を主張したい。アララ原則とは、ガンマ線やエックス線などの電離放射線に適用される考え方だ。アララとは「ALARA = As Low As Reasonably Achievable（合理的・技術的に実現可能な範囲で最も低くする）」という意味だ。規制値を固定的に決めず、技術進歩でより低い値でも利用可能となったらいつでも規制値を下げていく、という発想だ。このアララ原則を非電離放射線にも適用すべき、と私は主張したい。

第四に、事業者（メーカー等）は技術的に常に電磁波を減らすように配慮した製品を企画・設計段階から実行するよう求めたい。

これは二〇〇四年一〇月にＷＨＯ（世界保健機関）が発表した「予防方策フレームワーク草案」の中の「追加資料＝Appendix B and C」で書かれている趣旨だ。電気製品にしても携帯電話にしても、設計段階から電磁波発生量を少しでも小さくするような技術的工夫に取り組むようメーカーに責務を課すことが大事である。

また電機メーカーや携帯電話会社に限らず電力会社については、送電線、配電線、変電所に関して電磁波をいかに減らすかについて、既存の配線の整理統合や撤去、地下埋設化（この場合地表近くでなく深く）に着手すべきだし、新設に関してはアセスメント（環境評価）の導入、計画策定段階での住民参加、等の手順変更を行ない、学校や住宅への影響を最小限にするよう義務づける必要がある。

建築関係についても、建物の新築の際は電気配線からの電磁波漏洩を最小化する技術的防止策を行なうべきである。たとえば電源ケーブルの配線を鉄パイプの中に通すようにすれば電磁波漏洩量は大幅に減る。

第五に、行政に相談・苦情処理窓口を設置すること。また情報公開の徹底と計画へ市民・住民が参加できるよう整備すべきだ。

現在、電磁波過敏症患者は電磁波による生存権の侵害があっても、苦情を訴え出る所がどこにもない。国や自治体は相談窓口や苦情処理を受けつける窓口を設置し、対応できるシステムを早急につくり上げるべきだ。

また、送電線建設計画・変電所建設計画・携帯電話中継基地局建設計画など、周辺住民に電磁波被曝による健康被害が起こる可能性のある計画について、周辺住民に事前に計画を情報公開し、計画をすすめるにあたって住民・市民の参加を義務づけることだ（すでにヨーロッパのいくつかの国で計画への住民参加を検討している）。

今すぐ実行してほしいのは、高周波測定機と極低周波測定機を各自治体が購入し、市民に貸し出す制度の実現だ。電磁波は見えないので測定機で測る必要がある。その際、安い測定機では誤差が大きく信頼性に欠ける。「電磁波問題市民研究会」は高周波測定機にしても極低周波測定機にしてもそれぞれ一台百数十万円のものを保有している。しかし、個人では高額すぎて所有できないであろう。自治体が数台ずつ購入して市民がいつでも利用できる体制を是非実現してもらいたい。

第六に、電磁波の影響を知るための信頼性のある調査の実施である。

具体的には大規模な疫学調査と実験研究調査（動物実験と細胞実験）の実施である。全国規模の疫学調査は一九九九年度～二〇〇一年度の三年間、文部科学省が約七億二〇〇〇万円出資して実施したが、これは極低周波領域対象のものであった。この内容はすぐれたものだが、こうした疫学調査を高周波領域も含めて何度も実施すべきだ。疫学調査は「人間そのものを対象」とした調査であるため、WHO（世界保健機関）の下部独立機関IARC（国際がん研究所）ではがん評価としては動物実験結果や細胞実験結果より重視している。日本の行政と医学界は時代遅れでいまだに動物実験と細胞実験に力点を置いているが、そろそろ発想の転換をして疫学調査にも力を入れるべきだ。

動物実験研究や細胞実験は日本でもいくつか行なわれているが、行政や事業者の資金に頼っており、問題である。早く欧州のように御用学者を排除した「独立専門家研究方式」に変える必要がある。総務省の「生体電磁環境研究推進委員会（委員長・上野照剛東京大教授）が二〇〇三年一〇月一〇日に発表した「長期局所ばく露研究報告書」を私も読んだが、結果はどうみても「携帯電話電磁波を長期間浴びたラットに脳腫瘍が発生するのか否か」はわからない、とするのが適切なのに、総務省のプレスリリースは「これらの研究結果により、長期にわたる携帯電話の使用が脳腫瘍の発生に及ぼす影響は、認められないと結論された」としている。デタラメもほどほどに、と言いたい。総務省の「生体電磁環境研究推進委員会」にはメーカーや業界団体や高級官僚が多数入っている。これでは業界や行政の意向から独立した意見は出ないであろう。

そうではなく、行政や事業者は研究資金だけ提供し、研究内容や研究結果は行政や事業者の利害と離れた「独立専門家委員会のメンバー」にまかせるのだ。つまり「金は出しても口は出さない」方式にする。そのほうが研究結果に信頼性が生まれることはまちがいない。

終章

最近の電磁波事情概説

最近の電磁波事情を紹介する。

携帯電話＆基地局について

携帯電話問題は、携帯電話本体と中継基地局（以下基地局）の二つの問題がある。携帯電話には「マイクロ波」という高周波電磁波が使われる。携帯電話は無線電話なので基地局がないと機能しない。基地局アンテナとそれぞれの個別の携帯電話間はマイクロ波で交信が行われる。しかし、何百、何千という個別携帯電話と同時に交信するために基地局には電源装置が必要である。この何万ワットも使う電源装置からはマイクロ波でなく、極低周波が出る。この極低周波電磁波の影響は案外知られていない。都会ではビルやマンションの屋上に基地局が設置されるが、最上階の部屋への影響は深刻である。極低周波はコンクリートを突き抜けるからだ。

二〇〇二年九月、ロシア放射線防護委員会（ＲＮＣＮＩＲＰ）は、携帯電話の安全な使用のため、予防的アプローチに基づく以下の勧告を行った。

①一六歳未満の子供は携帯電話を使うべきでない。
②妊娠女性は携帯電話を使うべきでない。

③神経疾患、記憶喪失、てんかん、に罹った人や、てんかんに罹りやすい体質の人は携帯電話を使うべきでない。

④携帯電話の使用時間は三分以内に制限すべきだ。もし引き続き携帯電話を使用したい場合は、間に一五分間のインターバルを置くべきだ。ヘッドセットやハンズフリーセットなど、直接携帯電話を頭部に接触させない方法は大いに奨励される。

⑤携帯電話メーカーや販売者は、上記項目やSAR値・疫学データ等を携帯電話購入時に購入希望者に伝え、選別の判断となるような説明書等を付けて販売すべきだ。

二〇〇二年一〇月、ドイツの医師約一〇〇人が、ドイツ議会や欧州議会等に「携帯電話で使われるパルス波高周波の被曝量を低減させるための措置を早急に行うよう」求めた〝フライブルグ提言〟に署名した。現在この〝フライブルグ宣言〟にドイツの一〇〇〇人以上の医師、ドイツ以外を含めると二〇〇〇人以上の医師、三万五〇〇〇人以上の市長、政治家、市民団体等が署名しており、署名者はさらに増える模様。

二〇〇三年四月、フランス国立応用科学研究所が基地局周辺住民対象の調査研究結果を発表した。「基地局から三〇〇メートル以内に住む住民」と「三〇〇メートル以遠に住む住民」との健康比較を行ったものである。

「基地局から三〇〇メートル以遠に住む住民」に較べて、

「基地局から一〇〇メートル以内に住む住民は」、吐き気、食欲不振、視覚障害を訴える。

「基地局から一〇〇メートル以内に住む住民は」、癇癪、うつ症状、性欲減退を訴える。

「基地局から二〇〇メートル以内に住む住民は」、頭痛、睡眠障害、不快感を訴える。

「基地局から三〇〇メートル以内に住む住民は」、疲労感を訴える。


と出た。従来基地局直近は「灯台下暗し」で電磁波はあまり届かないと考えられ、携帯会社もそのように吹聴する。しかし事実は違った。アンテナから発射されるマイクロ波は周辺の建物や山に当たり乱反射して直近にも多く浴びせられるからだ。

二〇〇六年一〇月、米クリーブランド病院のアショック・アガーワル博士らの研究結果が発表された。それによると、①携帯電話不使用者、②携帯電話一日二時間以内使用、③一日四時間以内使用、④一日四時間以上使用の四タイプに分け研究した結果、一cc中の精子数、精子の運動割合、精子の正常な形のどれも不使用者に較べて、携帯電話使用者は劣ることが判明。

しかも使用時間が長くなればなるほど劣化は深まると出た。たとえば精子数は不使用者が一cc中八五八九万個なのに対し一日四時間以上使用者は五〇三〇万個と四一％減、精子運動割合は不使用者が六八％なのに対し一日四時間以上使用者は四五％で三四％減、正常な形は不使用者が四〇％なのに対し一日四時間以上使用者は一八％で五五％減、である。

ちなみに、使用時間は電源がオンであれば電磁波に被曝されているので、日本人の多くは「一日四時間以上使用」に相当する。使わない時は「マナーモード」でなく「電源オフ」がいいのである。

二〇〇七年にEU（欧州連合）は公式調査で「携帯電話と基地局に健康不安を感じるか」と問うアンケート調査を行った。アンケートに対し「四人のうち三人が健康不安を感じる」と答えた。対象は欧州人二万七〇〇〇人である。内容は、

「基地局に不安を感じる人」＝七六％

「携帯電話に不安を感じる人」＝七三％

各国の同様な調査でも、携帯電話より基地局のほうに不安を感じる割合は高い。なぜかというと、携帯電話は不安ならば「使わない」「使用時間を減らす」を選択できるが、基地局は「携帯電話を使わない人」でも二四時間電磁波を被曝するからだ。欧州人は概して電磁波問題を知っている。それに較べ、電磁波問題に知識や関心の薄い日本だと「基地局に

不安を感じるか」という設問自体に戸惑うであろう。

二〇一一年五月に採択されたPACE（欧州評議会議員会議）報告書。PACEの加盟国は四七カ国、約八億人。ほとんどの欧州の国が加盟している。報告書の内容がすごい。

- 長期被曝のための予防的基準は「〇・一μW／㎠」。日本の電波防護指針は「一〇〇〇μW／㎠」なので日本より一万倍厳しい値である。
- 中長期的には「〇・〇一μW／㎠」を目指す。この値は日本の電波防護指針値の一〇万分の一である。
- 特に子ども、一〇代の青少年、若者を対象に将来起こりうる電磁波の有害な生物的影響の危険性について情報提供・意識向上キャンペーンを整備する。
- 高圧線や他の電力設備（これは極低周波）を建設する時は、住宅から安全な距離を保って建設するような都市計画を導入する。
- 特に学校において、無線でなく有線インターネット接続を優先し、校内での児童による携帯電話使用を厳しく制限する。
- 電磁波過敏症のため「圏外」の電磁波フリーエリアを創設する。

・携帯電話やＷｉＦｉ等のアンテナ設置は自治体、住民、市民団体と協議して設置する。

二〇一五年一〇月から東日本の鉄道三七社が「車内の携帯使用ルール緩和（改悪）」を実施。これまでは鉄道の「優先席」では携帯電話の電源は切るようアナウンスしていたのに、「混雑時のみ切るよう」に緩和（改悪）となった。これは二〇一三年一月に、電波を所管する総務省が「植込み型医療機器（主に心臓ペースメーカー）」と携帯電話の距離を二二cm離すような指針であったのを「一五cm」でいいと改訂したことに基づいている。これは第二世代より第三世代と携帯電話が新しくなるにつれ、電波を細分化する技術が発達しピーク時電磁波が下がり、植込み型医療機器への影響が低下したという見解に基づいている。しかし、同じ総務省の報告では「着用型自動除細動器」では八九cmでも影響出ているとしており矛盾している。なによりも医療機器でなく過敏症を含めた人体への影響はまったく考慮していないという重大な欠陥を内包している。総務省は元郵政省で電波擁護官庁である。擁護官庁が規制を行うこと自体が「利益相反」なのである。規制は環境省か厚労省が所管すべきなのだ。鉄道につづいて病院でも携帯電話ルールは緩和（改悪）となり、過敏症の人にとってますます生活しづらい環境になってきている。

二〇一七年四月一二日にインドITメディア『Trak. in』が報じたものだが、「インド最高裁は携帯基地局からの電磁波ががんの原因と認め、その基地局の撤去を命じる判決を出した」。

インドのマディア・プラデール州グワイエルにある基地局で男性ががんになったとの主張をインド最高裁が認めた。インドでは携帯会社が乱立しているが、この基地局は「BSNL」という政府系大手通信会社のものであり、判決の重みは大きい。二〇〇九年二月にフランス・ベルサイユ高裁で、同年一二月にチリ・ランカグア上級裁判所（高裁の相当）で、相次いで基地局撤去判決が出ている。これは世界的傾向になりつつある。

二〇一七年九月一三日、スウェーデンの著名なレナート・ハーデル博士ら三五カ国一八〇人の科学者・医師が「科学者は五G（第五世代）の潜在的で重大な健康影響を警告する」と題する提言を発表した。「私たちは、ヒトの健康と環境に対する潜在的な危険性が業界から独立した科学者によって完全な調査がなされるまで、第五世代電気通信の普及を一部停止することを勧告する」「五G技術は近距離でのみ有効なため、多くの新しいアンテナが必要となる。そのため強制的な曝露が大幅に増加する」。日本では五Gの「便利さ」だけが喧伝され、それによるリスクがほとんど報じられない。

二〇一八年九月から、フランスの学校で携帯電話使用が全面禁止となる。対象は六歳から一五歳で日本でいえば小中学校の児童生徒が対象となる。フランスではすでに法律で「授業中の携帯電話・スマホの使用禁止」が決められているが、規制を授業だけでなく「校内」に拡大した。ジャン・ミシェル・ブランカ教育相は、「最近の子どもはスマホばかり見て遊ばなくなった。教師や親が協力してスマホの画面から目を離すようにすることは教育上も大事だ」と語っている。ちなみにフランスの一二歳から一七歳の携帯電話・スマホの所有率は九三％で日本と変わりない。日本の文科省は参考にすべきだ。

スマートメーター

スマートメーターは新型の電力消費計である。従来のメーター（アナログメーター）は検針員が検針し、それを基に電気料金が請求される。スマートメーターは内部にマイコンが埋めこまれ通信機能を持ち、データを無線通信で送る。したがって検針員が不要となる。電波は三〇分に一回送信する。問題の第一は電磁波を発信するため健康被害が生じるおそれがある。次に電気製品はそれぞれ電磁波波形が異なるため三〇分ごとに送信するデータを解析すると「その家の暮らしぶり」が把握されてしまう。いつ食事し、いつお風呂に入り、いつ起き、いつ就寝し、いつ外出し、いつテレビを見、等々、生活パターンが丸裸になる。火災事故もすでに都内だけで一〇件発生している。電力会社は「携帯電話と同じくらいの電磁波ですから問題ありません」というが、携帯電話と同じ電磁波をずーと被曝するのである。私のところに「スマートメーターがついてから頭痛、不眠、疲労感、イライラ等の症状が出た」という相談が毎日くる。スマートメーター全体の約七割が交信手段として「マルチポップ方式」を採用している。これはバケツリレー方式で、近所のデータがバケツリレーのように家々を経由して送られる。そのため自分の家の分は三〇分に一回でも、スマートメーターからは常時電磁波が発射される。

　スマートメーターがどんなもので、どういう問題があるかの説明はなしに、簡単なチラシだけで勝手に交換される。なかには事前のチラシもなく交換されるケースもある。抗議すると、「国の方針です」「アナログメーターに在庫はない」「もう製造していない」等々のうそをつく。国の法律に「計量法」があり、一〇年に一回交換することが定められている。しかしスマートメーターに交換しなくてはならない文言はない。「閣議決定」はされているが、閣議決定は政府の努力目標でしかなく強制力はない。「原発推進」は閣議決定だが、うまくいっていないのが現状である。「在庫はない」というが、電力会社は国民の無知を利用しまだ有効期限のあるアナログメーターをどんどんスマートメーターに交換している。回収したアナログメーターは在庫そのものだ。三菱電機はいまでも新品アナログメーターを製造している。それを指摘すると「三菱電機とは取引していない」と逃げる。取引すればいいだけだ。

二〇一八年四月二五日、電磁波問題市民研究会は東京永田町の衆議院第二議員会館多目的会議室で「スマートメーター院内集会」を開いた。そこに経産省エネルギー資源庁の山田大樹課長補佐と東京電力パワーグリッド株式会社スマートメーター推進室山口哲生マネージャー（課長相当）が出席した。二人とも異口同音に「スマートメーターを強制する法律はない。丁寧にご説明しご協力を賜りたい」と明言した。悪質なのは東電で「強制する法律はない」といいながら、「アナログは製造していない」「在庫はない」「スマートメーターは国の方針」と事実上の強制をユーザー（国民）に迫っている。こうした不当な電力会社の態度に屈せず、アナログメーターにさせている人は何人もいる。

リニアモーターカー

リニアモーターカーは談合不正問題で新聞を騒がしているが、問題は山積している。リニアモーターカーはＪＲ東海が進めている計画で、二〇二七年までに「東京～名古屋間」を五兆四三〇〇億円かけて建設し、さらに二〇四五年までに「東京～大阪間」の全線開通を掲げている。全予算は九兆円で「リニア中央新幹線」が正式名である。国土交通大臣は二〇一四年八月、JR東海に対し、品川〜名古屋間の工事実施計画を先行的に認可した。最高時速五〇五㎞で所要時間は品川〜名古屋間で四〇分。ルートは南アルプス貫通ルートで中間駅は各県一カ所で、相模原市、甲府市、飯田市、中津川市の四カ所である。運行は朝六時から深夜二四時までで、一時間に片道一〇本を予定している。うち中間駅に停車するものは一時間に一本のみ。残り九本はノンストップ走行する。一六両編成で一回に最大一〇〇〇人を輸送する。全席指定である。運行制御はすべて地上指令なので運転士は乗っていない。路線は地下四〇メートル以上の大深度地下なので、実に八六％がトンネルである。たまに地上に出ても電磁波対策と騒音対策のため覆いがあり車窓は楽しめない。車内販売の売り子もいない。まさにモグラの列車あるいは家畜列車である。

リニア中央新幹線の問題点の第一は電磁波被曝問題である。リニアにはドイツ型とJR東海型がある。ドイツ型は常電導電磁石を使い、車体を一㎝浮上させる。一方JR東海型は超電導電磁石を使い車体を一〇㎝浮上させる。それだけJR東海型は電磁波被曝量が多くなる。なぜそんな危険なことをするかというと、日本は地震国なので一㎝浮上では激突する可能性が高くなるからだ。中国上海のリニアはドイツ型だが、それでも周辺住民から激しい反対運動が起きている。地震国の日本にそもそもリニアは向かないのである。

第二の問題点はそもそもリニア中央新幹線は必要なのかという問題だ。ＪＲ東海は「東海道新幹線は輸送力が限界に来ている」と言う。本当だろうか。国立社会保障・人口問題研究所の資料によると、列車を最も多く利用する年代（一五歳～六四歳）は現在八一〇〇万人だが、リニア開業年の二〇二五年には七一〇〇万人、と一気に一三％減る。また現行東海道新幹線は二〇〇八年度決算によると乗客数は前年度マイナス一・一％で減る傾向にある。こうした数字からすると東海道新幹線とリニア中央新幹線が客を奪い合うのはどうかと思う。

第三の問題点は経済的な問題だ。五兆四三〇〇億円の資金を当初はすべてＪＲ東海が賄うと豪語していたが、これは破綻し国の財政投融資が注ぎ込まれることになった。東京オリンピックがいい例だが大型プロジェクトは当初計画より大幅に、時として何倍にも膨れ上がる。リニアも同様に予算が大きくオーバーすると「第二の国鉄（赤字）化」するおそれがかなりある。トンネルが八六％というリニアである。工事費が今後どうなるか予想がつかない。ＪＲ東海は「移動時間が早く料金も『のぞみ』より七〇〇円高いだけだから利用客は確保できる」と踏んでいる。

具体的に見ていこう。東京～名古屋間の始発駅は「東京駅」でなく品川駅だ。大深度地下駅なので乗るのに時間がかかる。リニアの駅にホームはない。ホームだと乗客が電磁波被曝するからだ。ではどのように乗車するかというと、待合室からタラップ（フードで覆われた）を通って乗車する。飛行機と同じだ。だから乗降にとても時間がかかる。名古屋駅についても大深度地下駅なので乗り換えに時間がかかる。飛行機は新幹線より早いが、東京から名古屋に行くとしたら飛行機はアクセスが悪いので新幹線を使うのが一般的だ。埼玉県大宮駅から大阪に行きたい人は、東北新幹線で東京駅に着き山手線に乗り換え品川に着き、アクセスの悪いリニアに乗り、名古屋でまた東海道新幹線に乗り換え大阪に行く。ばかばかしいと思いませんか。そこで悪だくみのＪＲ東海は『のぞみ』を廃止する予定だという。早く大阪に行くにはリニアしか選択がないようにするのである。怒れ、日本人！

第四の問題点は環境破壊だ。リニア中央新幹線は南アルプスの大水脈をぶった切る。大量の残土処理もある。残土は実に諏訪湖一杯分出る。どんな事態が起こるか恐ろしくなる。

第五の問題点は事故対策が杜撰なことだ。衝突事故とまではいかなくても、何らかの事故で南アルプスの真下でリニアが停車した場合、地上の避難口まで長い距離を乗客は歩いて避難するしかない。リニアは運転手も売り子もいず、乗員は少ない。誘導する人が少ない中で、妊産婦、障害者、乳幼児、足腰の悪い年寄り、等々の社会的弱者の避難の安全性をどのように確保するのか。ＪＲ東海は「乗客同士助け合って」というが無責任極まりない。

第六に驚くことにＪＲ東海はリニア中央新幹線ルートに「リニア」でなく鉄輪型新幹線

を走らせる計画を捨てていない。そのことをJR役員は否定していない。事実、トンネルサイズはリニアだけなら小さいサイズで済むのに架線型列車が通れるサイズで工事をしている。サイズが大きくなれば工事費はかさむ。新幹線三〇〇X型は最高時速四四三㎞を記録している。直線ルートが多いリニアルートで走行させれば限りなく時速五〇〇㎞に近づくだろう。

なぜ鉄輪型かというと、リニア技術はまだ不安定なので「クエンチ現象」が起こる可能性が高いからだ。クエンチ現象とは超電導電磁石において超電導コイルの一部が超電導状態から常電導状態に戻る現象である。超電導とは絶対温度（極低温）のマイナス二六九度くらいにすると電気抵抗がゼロに近くなることを利用して電流を流す技術だ。そのためにヘリウムガスが通常使われる。MRI等でも使われる。それがなんらかの原因でヘリウムガスが漏れ常電導状態になる。MRIではそれを想定した対策がとられている。クエンチ現象がリニア中央新幹線で起こらないという保証はない。時速五〇五㎞で走行中にクエンチ現象が起これば、浮上力が低下し壁に衝突し大事故につながるおそれがある。（列車にはゴムタイヤがあるので下壁にぶつかる危険性はやや回避できる。しかし五〇五㎞の高速でゴムタイヤが耐えられるかはわからない。ゴムタイヤは低速になった時列車を支えるためのものだ。ちょうど飛行機が離発着時にタイヤを出すのと同じだ）。JR東海はクエンチ現象が起きた場合の対策を公表していない。クエンチ現象が「絶対起こらない」という確信がないから、鉄輪型構想を放棄できないのだ。

電磁波過敏症

最後に、電磁波過敏症について。

二〇一五年五月一八日にベルギーの首都ブリュッセルで過敏症をテーマに歴史的な国際会議が開かれた。「第五回パリ・アピール会議」だ。会議テーマは「本態性環境不耐症：電磁波と多種類化学物資の役割」である。本態性とは症状・疾患は存在するがその原因が明らかでないことを意味する。約一六〇人の医師、科学者、法律家らが参加し、一五人の国際的専門家が問題提起した。一五人の中にはレナート・ハーデル、オーレ・ヨハンソン、デイビッド・カーペンター、ウィリアム・J・レイ、ドミニク・ベルポムらが入っている。

「パリ・アピール会議」は、これまでに二〇〇四年、二〇〇六年、二〇一一年、二〇一四年とパリで四回会議が開かれてきた。今回が五回目で会場はブリュッセルに移された。過去四回は化学物質過敏症を扱ってきたが、第五回で初めて電磁波過敏症を取り上げ、しかも電磁波過敏症と化学物質過敏症を同等にあつかった。まさに〝歴史的〟会議である。会議全体の座長はフランスのドミニク・ベルポム（Dominique Belpomme）博士が務めた。ベルポム博士は欧州がん環境研究所（ＥＣＥＲＩ）所長である。ベルポムは二〇〇九年から臨床と生物学的検査（問診含む）によりこれまでに一二一六名の電磁波過敏症と化学物質過敏症の患者を対象にしてきた。その中で八三九名を正式登録し、うち七二七人を評価可能に絞ってバイオマーカー（生物的診断指標）による検診を実施した。

そうした科学的知見に基づき、ベルポムは、「電磁波過敏症は多くの人たち（医者も含む）が信じているような心身症的ではない」とした。「電磁波過敏症と化学物質過敏症は客観的特徴を持つ疾患であり、簡便な検査で診断できる」と明言し「その特徴は、①ヒスタミンの放出増加による炎症反応、②酸化ストレス、③自己免疫反応、④脳血流の低下、⑤脳血液関門（ＢＢＢ）の開き、⑥メラトニン（体内ホルモンの一種）代謝低下、である」とした。さらに、バイオマーカー（生物的診断指標）としては、①血中ヒスタミン濃度検査、②ニトロチロシン（生体内タンパク質のチロシン残基がニトロ化されたもの）を使って酸化ストレスを判断、③ミエリン（中枢神経系の神経軸索を覆う被膜）に対する自己抗体を測定し自己免疫反応をみる、④脳血流は超音波を使った断層撮影でみる、⑤脳血液関門（ＢＢＢ）は「Ｓ一〇〇Ｂタンパク質」（カルシウム結合タンパク質）の濃度で判定、⑦メラトニン代謝は尿中のメラトニン代謝物で判定、が使えるとした。

第五回パリ・アピール会議は「ブリュッセル国際科学宣言」を出したが、そこで「ＷＨ

O（世界保健機関）は過敏症を真剣に受け止めよ」と提言している。二〇〇五年に出したWHOの電磁波過敏症に対する見解は「電磁波過敏症の症状は確かに存在するとしながらも、これは医学的診断でなく電磁波が症状を引き起こすという決定的な証拠はない。つまり症状と電磁波曝露を結びつける科学的証拠はない」というあいまいなものだった。だが国際会議に参加した専門家はこう指摘する。

ＷＨＯが引用した過敏症研究ははじめから失敗するように設計されている。

第一に電磁波を即座に感知できる人は少ない。患者は電磁波を浴びてから数分あるいは数時間の時間差を置いて発症するという発想をもたない研究である。第二に確かな電磁波過敏症誘発研究には、電磁波曝露後に瞳孔変化・心拍数変化・赤血球ダメージ・脳内糖代謝障害の有無、を見ることが大事だが、それが含まれていない。第三に研究者が企業等から資金援助を受けているかどうかを精査していない。企業等から資金援助を受けていれば「利益相反」となり信用ができない。ＷＨＯ国際プロジェクトの最高責任者エミリー・デベンダー博士は電気工学者で無線大手企業「ベル・カナダ社」等から資金援助を受けてトロント大学で電磁波研究講座を率いている。こんな人物がトップにいる。これでは企業に不利な研究結果は期待できない。

宮崎県延岡市の基地局裁判で「ノセボ効果」が問題になった。ノセボ効果とは、思い込みで出ないはずの症状が出ることをいう。「プラセボ効果」とは偽薬でも良薬だと偽って処方すれば改善効果が出る効果をいうが、ノセボ効果は反対になにもないのに悪影響が出る効果である。「延岡裁判」では基地局周辺に健康被害が出たことは認めるが、一部市民が騒いだので、そのノセボ効果で健康被害が出た可能性があるとし住民の主張を斥けた。この悪名高きノセボ効果についてミヒャエル・クンディ（ウイーン医科大学環境健康研究所所長）博士は「電磁波過敏症の多くははじめ自分が電磁波を浴びるとどうなるか知らないのが普通だ。だから電磁波曝露の恐怖感が（思い込みが）症状の原因だとは考えない」と否定した。オーレ・ヨハンソン（スウェーデンの著名な脳科学者）博士も「ノセボ効果はネズミやトマト苗木やバクテリアが電磁波にどうしてネガティブに反応するか説明できない。なぜならば、ネズミもトマトもバクテリアもテレビや新聞を見ないので思い込みがあるはずもない」と一蹴した。

本書の第二章に登場するウィリアム・J・レイ博士は米国ダラスで医療センターを開業するこの分野のパイオニアで、これまでに三万五〇〇〇人以上の過敏症患者の治療に当たってきた。レイ博士は一九九一年に電磁波過敏症の診断方法の本を出版している。その内容は、まず電磁波や化学物質の被曝で疲れ切った患者の神経系統を癒し症状の本当の引き金を隠している身体の代償作用を除去するため、電磁波と化学物質が入らないようコントロールされた「クリーンルーム」で三～四日間過ごさせる。患者が落ち着いた段階で、脳血流検査等「真の原因」を突き止める検査を実施する。真の原因の究明を妨げる「マスキング効果」を除去しないと正しい診断はできないし、ましてや効果的な治療に入れない。レイ博士は、電磁波過敏症患者の八〇％がカビ毒の「マイコトキシン」に侵されていると国際会議で報告した。

イギリス発の、「学校に導入された無線ＬＡＮ（ＷｉＦｉ）が原因で電磁波過敏症の一五歳の少女が自殺か!?」の報道は世界を驚かした。

ジェニー・フライは電磁波過敏症のため、ひどい頭痛、疲労感、膀胱障害で苦しんでいた。ジェニーはオックスフォードシャー州チャドリントンに住んでいたが、二〇一五年六月一一日午後、自宅に近いブルック・ウッズで木で首を吊って死んでいるのを発見された。遺書はなかったがジェニーはその日の朝、友達に「今日は学校に行かない」とメールを送っていた。ジェニーの母親は、「娘は学校に導入された無線ＬＡＮ（ＷｉＦｉ）が原因で病気になったに違いない」と検死陪審員に語っている。

母親の言うには「娘は二〇一二年一一月頃から電磁波過敏症（ＥＳ）の兆候が出た。その当時家にはＷｉＦｉが入っていたが、娘とともに私も電磁波過敏症の症状が出てきた。そこでいろいろ調べたらＷｉＦｉがいかに危険なものかわかり、自宅のＷｉＦｉを撤去した。それから娘は家では元気になった。でも娘が通う学校（チッピング・ノートン・スクール）では無線ＬＡＮ（ＷｉＦｉ）が入っていて、学校の特定エリア（ＷｉＦｉゾーン）では症状が出続けた。娘はしばしば『規律違反』を理由に学校の特定ゾーンで居残りさせられた。本当はクラスの規律を乱そうとしたり行儀が悪いからではなく、特定ゾーンに居ると苦しいので勉強がしやすい場所を求めて別の場所を探すための行動だった。しかし担任の先生は理解してくれなかった。娘は学業に対してはまじめな子だった。

私は校長に『ＷｉＦｉがいかに危険なものか』訴えるためにたくさんの情報を持っていき説明した。ところが校長は『ＷｉＦｉがいかに安全か』を示す同じようにたくさんの情報があると応じた。私は教師たちとも激しく口論した。だが過敏症を理解しない教師たちは無線ＬＡＮの電磁波が飛び交う教室に娘を居残りさせた。ばかげている。最低でも電磁波が少なく娘が集中できる部屋で居残りさせる配慮をしてほしかった。娘は学校側の対応に失望したと思う」。

ジェニーが遺書を残さかったため、母親の証言だけではそれ以上に発展しなかった。しかし、母親のデブラは今も学校や託児所からＷｉＦｉをなくす運動を続けている。ジェニーの死を無駄にしないために。

北條祥子尚絅学院大学名誉教授（環境医学）が代表を務める早稲田大学応用脳科学研究所「生活環境と健康研究会」グループによる「日本人のための電磁波過敏症に関する調査用問診票の作成とその評価」と題する論文が、海外の査読付き論文誌に掲載された。

北條氏は長年厚労省の研究班一員として、米国のミラーらが開発した化学物質過敏症用問診票「ＱＥＥＳＩ（クイージー）問診票」の日本語訳版を作成してきた疫学専門学者である。

化学物質過敏症患者の多くが電磁波過敏症を併発している現状を見て、北條氏は電磁波過敏症患者の症状を評価する問診票を模索していた。そんな時、英国のエルティティ博士が開発した電磁波過敏症の症状を評価するための「ＥＨＳ問診票」（ＥＨＳとＥＳは同義）に出会った。そこで北條氏はエルティティ博士の承諾を得て、その問診票を日本人の生活スタイルに合わせて改変しさらに日本独自の質問を付加した「日本語版ＥＨＳ問診票」を作成した。和訳の際は、日本の石川哲医師、宮田幹夫医師、坂部貢医師、水城まさみ医師ら日本の専門医にも相談し日本人が質問の意味を理解しやすいような文章にした。

調査期間は二〇〇九年～二〇一五年。対象はＥＨＳ患者が一六五人、比較するための一般人は一三〇六人。

結果は、「日本人の三・〇～四・六％が電磁波過敏症を訴えている」となった。低い率の三・〇％としても日本人の三六〇万人が該当することになる。もちろんこの少数調査で一般論を語るべきではないが、参考値としては貴重な数字だ。自己申告による電磁波過敏症症状の原因としては、第一位「家電製品」、第二位「携帯電話」、第三位「パソコン」、第四位「基地局」である。家電製品の中で影響の大きいのは第一位「冷蔵庫」、第二位「掃除機」、第三位「エアコン」である。

多くのＥＳや一般人の協力で、日本における電磁波過敏症の実態と対処法の解明に役立ってほしいと切に思う。

あとがき

この本の初版は二〇〇五年一二月に出た。あれから一三年が経過した。いま読み返すと、いまでも色褪せない箇所もあれば、書き足したい箇所もある。そこで今回増補改訂版を発行することになった。

よく電磁波の「発がん性」が話題になる。疫学的に「小児白血病に極低周波磁場が関係する」「脳腫瘍に高周波が関係する」ことを示す多くのエビデンス（証拠）がある。そして否定しようとする研究の多くが、業界と「利益相反」している研究者たちによるものであることがたびたび指摘される。業界から金をもらって行う研究では「業界寄り」の結果になりやすことは子どもでもわかる事実だ。「業界や行政から独立した科学者・研究者によって研究はおこなわれるべき」なのである。

がん以外にも電磁波は生体に大きく関与する。人間は約六〇兆の細胞でできている。

この膨大な細胞は隣接する細胞と極微弱な「電位差」を通して交流する。今手元に『ヤミツキ細胞生物学』（武村正春著　じほう発行）がある。そこに「細胞には、細胞膜の内外でナトリウムイオンとカルウムイオンの濃度差によって決められる電位の差、すなわち膜電位が存在している。神経細胞が興奮していない時の膜電位を静止電位という。神経細胞が興奮すると、細胞膜上のナトリウムチャネルが開き、ナトリウムイオンが細胞内に流入し、静止電位だったときの電位が逆転する。これが活動電位だ。この活動電位が、隣のナトリウムイオンに影響を及ぼし、ナトリウムイオンの細胞内への流入を促進する。これが次々に伝わっていくのである」と書かれている。

おわかりであろう。人間の活動に電気や電位差は大きく関わっているのである。外的な人工電磁波が加わって、正常な人間の細胞が影響を受けないわけがない。多くの鈍感症の人は「感じない」。しかし鋭敏な感受性をもつ電磁波過敏症の人には耐えがたいことである。一方鈍感症の人の細胞にも電磁波は確実に影響を与えている。だからその影響は「慢性的」にすなわち緩慢なダメージが蓄積されるのである。がんや「慢性的疲労」等が結果する。

二〇〇四年にスマトラ沖巨大地震が起こり、津波で大きな被害が出たことを映像で覚えている人は多いであろう。二年前に私はスリランカを旅したが、そこでスマトラ沖地震津波に関して興味深い話を聞いた。巨大地震が起こると地殻のずれで電磁波が発生する。スリランカにも大津波が押し寄せたが、スリランカの野生の象に被害は出なかったという。津波より早く電磁波がスリランカに伝わり、それを感知した野生の象は、一斉に高台に避難して助かったという。鳥や野生動物は電磁波に敏感である。大昔は人間にも同じような鋭敏な感覚があったはずだが、人工的な電磁波でやがて多くの人間は敏感な感覚をまひさせた。電磁波過敏症の人たちはまだそうした人間本来がもつ感覚を有しているのであろう。

かれらは「カナリア」に例えられる。昔炭鉱夫を救った坑道内の籠の鳥である。カナリアは異変を誰よりも察知する。電磁波過敏症の人たちの「叫び」に耳を傾けなければならないのは、やがては〝鈍感症〟のあなたがやられる番だからである。

工学者や電気学者は「太陽エネルギーとの比較でとらえがち」なので、電磁波の熱作用は理解しても、極めて微弱な電磁波の非熱作用が理解できない。他方、生物学者や医者は現実に起こっている生物学的〝異変〟に着目する。この本に出てくる電磁波利用に警告を発する〝フライブルグ宣言〟や〝パリアピール会議〟に多くの医者、医学研究者が名を連ねるのはそのためだ。

この本を契機に、日本でも電磁波過敏症の認識が深まれば幸いである。本の刊行にあたって、妻久恵と緑風出版に感謝する。

二〇一八年一〇月

大久保貞利

〈著者略歴〉

大久保貞利（おおくぼ　さだとし）

1949年生まれ。中大卒。元都職員。

電磁波問題市民研究会事務局長。

カネミ油症被害者支援センター共同代表。

著書に『誰でもわかる電磁波問題』（緑風出版）、『電磁波の何が問題か［増補改訂版］』（緑風出版）、『環境ホルモンってなんですか？』（けやき舎）

共著に、『コンピュータの急所』（三一書房）、『インテリジェント・ビル症候群』（技術と人間）、『教育コンピュータ工場』（現代書館）、『コンピュータの中の子どもたち」（現代書館）、『カネミ油症　過去・現代・未来』（緑風出版）他。

電磁波問題市民研究会（1996年設立）

定例会　月1回（毎月第3水曜日）、18時半～、都内で開催（ホームページでご確認ください）。
会報　『電磁波研会報』（年6回・奇数月発行）B5判24ページ
会費　年2000円（年度制）。
入会希望者は「郵便振替　00140-6-149564 電磁波問市民研究会」に「入会希望」と書き2000円を振り込んでください。
ホームページ　http://www.jca.apc.org/tcsse/indrx-j/html
Eメール　dennjiha@list.jca.org
事務局（事務局長自宅）
〒273-0042
千葉県船橋市前貝塚町1008-22　大久保方
電磁波問題市民研究会
ファクス　047-406-6609（専用）電磁波問題市民研究会
（事務局長は昼間働いていますので、連絡はファクス・メール・手紙でお願いします）

電磁波過敏症《でんじはかびんしょう》【増補改訂版】

2005年12月15日　初版第1刷発行　　　定価1900円＋税
2018年10月30日　増補改訂第1刷発行

著　者　大久保貞利 ©
発行者　高須次郎
発行所　緑風出版
〒113-0033　東京都文京区本郷2-17-5　ツイン壱岐坂
〔電話〕03-3812-9420　〔FAX〕03-3812-7262　〔郵便振替〕00100-9-30776
[E-mail] info@ryokufu.com
[URL] http://www.ryokufu.com/

装　幀　斎藤あかね
制　作　R 企 画　　　印　刷　中央精版印刷・巣鴨美術印刷
製　本　中央精版印刷　　用　紙　大宝紙業・中央精版印刷　　E1200

ISBN978-4-8461-1816-7　C0036

隠された携帯基地局公害
九州携帯電話中継塔裁判の記録

九州中継塔裁判の記録編集委員会著

四六判並製　三〇四頁　2200円

全国至る所に中継塔の設置が相次いでいる中、九州各地で携帯電話中継塔の撤去を求めて8つの裁判が提起された。その経過と特徴と到達点、今後の課題を、裁判を担当した弁護士らが報告。また当事者の思いをまとめた書である。

危ないリニア新幹線

リニア・市民ネット編著

四六判上製　三〇四頁　2400円

JR東海によるリニア中央新幹線計画は、リニア特有の電磁波の健康影響問題や、中央構造線のトンネル貫通の危険性、地震の時の対策など問題が山積だ。本書は、問題点を、専門家が詳しく分析、リニア中央新幹線の必要性を考える。

プロブレムQ&A
総点検・リニア新幹線
[問題点を徹底究明]

リニア・市民ネット編著

A5変並製　一六八頁　1400円

リニア中央新幹線は、JR東海の社長が断言したように採算性は極めて厳しい。膨れあがる建設費、膨大な残土処理と自然破壊・景観破壊、電磁波による健康影響、膨大な電力消費など、無謀な建設の問題点を総点検し、解説する。

スマートメーターの何が問題か

網代太郎著

四六判並製　一八四頁　一六〇〇円

電力自由化で電気会社を変更すると自動的にスマートメーターが設置される。しかしスマートメーターから発する電磁波による健康影響や生活を監視する道具になりうるので、海外では社会問題となっている。どうすればいいのか?

健康を脅かす電磁波

荻野晃也著

四六判並製　二七六頁　1800円

電磁波による影響には、白血病・脳腫瘍・乳ガン・肺ガン・アルツハイマー病が報告されている。にもかかわらず日本ほど電磁波が問題視されていない国はありません。本書は、健康を脅かす電磁波問題を、その第一人者がやさしく解説。

◎緑風出版の本

■全国どの書店でもご購入いただけます。
■店頭にない場合は、なるべく書店を通じてご注文ください。
■表示価格には消費税が加算されます。

電磁波汚染と健康
ザミール・シャリタ著／加藤やす子訳
四六判上製
三九二頁
2800円
電磁波汚染は、ガンの他、様々な病気や電磁波過敏症という新たな病気も生み出した。本書は、体を蝕む電磁波汚染を取り上げ、そのメカニズムを解説。環境汚染の中で暮らすアドバイスを具体的に提案。二〇一四年改訂。

プロブレムQ&A
危ないオール電化住宅［増補改訂版］
［健康影響と環境性を考える］
加藤やすこ著
A5変並製
一五二頁
1500円
オール電化住宅は本当に快適で、環境にもやさしく、経済的なのか？　本書は、各機器を具体的に調査し、健康被害の実態を明らかにすると共に、危険性と対処法を伝授する。地デジ、原発など、最新情報を加えた増補改訂版！

電磁波過敏症を治すには
加藤やすこ著
四六判並製
二〇八頁
1700円
携帯電話や無線通信技術の発展と普及により、環境中を電磁波が飛び交い、電磁波過敏症の患者が世界的に急増しているが、その認知度は低い。本書は、どうすれば電磁波過敏症を治せるかを体験談も含め、具体的に提案。

プロブレムQ&A
ユビキタス社会と電磁波
［地デジ・ケータイ・無線LANのリスク］
加藤やすこ著
A5判変並製
一九六頁
1800円
地上デジタル放送開始で、何が変わるのか？　ユビキタス社会とはどんな社会か？　機器・施設ごとの問題点を分析、海外の情報や疫学調査も取り上げ、電磁波が我々の健康に及ぼす影響を検証する。近未来社会を考える本。